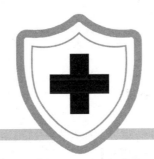

不孕不育
防与治权威指导

陈宝英　刘　颖　主编

中国妇女出版社

图书在版编目（CIP）数据

不孕不育防与治权威指导 / 陈宝英，刘颖主编．——
北京：中国妇女出版社，2022.1
ISBN 978-7-5127-2037-4

Ⅰ.①不… Ⅱ.①陈… ②刘… Ⅲ.①不孕症－防治
②男性不育－防治 Ⅳ.①R711.6

中国版本图书馆CIP数据核字(2021)第192470号

不孕不育防与治权威指导

作　　者：陈宝英　刘　颖　主编
策划编辑：王海峰
责任编辑：陈经慧
封面设计：季晨设计工作室
责任印制：王卫东
出版发行：中国妇女出版社
地　　址：北京市东城区史家胡同甲24号　　邮政编码：100010
电　　话：（010）65133160（发行部）　　65133161（邮购）
网　　址：www.womenbooks.cn
法律顾问：北京市道可特律师事务所
经　　销：各地新华书店
印　　刷：北京中科印刷有限公司
开　　本：170×240　1/16
印　　张：17.25
字　　数：190千字
版　　次：2022年1月第1版
印　　次：2022年1月第1次
书　　号：ISBN 978-7-5127-2037-4
定　　价：49.90元

幸福工程

科学孕育

顾秀莲
2021.9.12

顾秀莲，第十届全国人大常委会副委员长，中国关心下一代工作委员会主任，中国共产党第十二届、十三届、十四届、十五届中央委员。

　　生殖是人类生命得以不断繁衍、社会不断进步的基础。人类社会进入20世纪以来，由于工业迅速发展，城市化进程加快，人们生活习惯的改变，环境污染的日趋严重，致使全球不孕不育症发病率逐年增多。不孕不育症已然成为一种现代病。

　　世界卫生组织（WHO）于20世纪80年代中末期，在25个国家中的33个中心的调查结果显示，发达国家有5%～8%的夫妇受到不孕症的影响，发展中国家一些地区不孕症的患病率高达30%，全世界的不孕患者人数为0.8亿～1.1亿。

　　据中国妇女儿童事业发展中心、中国人口协会共同发起的"中国不孕不育现状调查"结果显示：婚后一年不孕不育发病率为10%，两年不孕不育发病率为15%，10年内无子女占25%。因不孕不育就诊的患者年龄最小的为23岁，最大的为40岁。导致女性不孕的原因，炎症占70%，男性以少精弱精症、无精症最为常见。不孕不育症的发生率占育龄夫妻的15%～20%，其中，女方原因占

50%，男方原因占30%，男女双方原因占10%，未查出病因者约为10%。不孕不育患者只有40%左右积极主动寻找就医渠道，在就诊的男性不育和女性不孕患者中，25～30岁就诊人数最多，男性占总就诊人数的35%，女性占40%。

不孕不育已成为当今影响人类生活和健康的一大主要疾病。据世界卫生组织预测，在21世纪，不孕不育将成为仅次于肿瘤和心脑血管病的第三大疾病。

为了帮助广大读者对不孕不育症有一个全面、科学的了解，我们组织专家编写了《不孕不育防与治权威指导》一书。本书分为四章。第一章，"生殖的奥秘"，主要内容包括怀孕必备的条件、男性和女性的生殖生理特征、影响怀孕的因素；第二章与第三章重点介绍女性不孕、男性不育的病因、临床表现、诊断要点与治疗方案，并给出相应的家庭康复建议；第四章为"辅助生殖"，包括人工授精和体外授精（试管婴儿），旨在为不孕不育患者提供正确的辅助生殖方案。

作为一本科普读物，本书重点面对的是不孕不育夫妇。希望他们看了这本书，能对不孕不育有一个基本的了解，对自己有一个正确的认识，不怨天尤人，然后去一家信得过的医院，找一位信得过的医生进行咨询、检查，配合医生进行正规治疗。

这本书给同行的启示是"不孕症不是单一疾病，而是多种疾病的共同临床表现"。作为医护人员，当你们接诊不孕不育患者时，不求你们"妙手回春"，但愿你们"大医精诚"；应详细询问病史，认真为患者做全面检查，力争弄清病因，从而制订恰当的治疗方案；对患者耐心指导，对预后详尽告知，特别是对于那些不论先天或后天因素而不能妊娠者，更要晓之以理，给予心理安慰。

作为不孕不育患者的家人、亲戚、朋友、同事，请你们不要歧视他们，要给他们关心和爱护，给他们希望与信心。

对于本书的再次印刷，虽然我们竭尽全力进行修订，但由于医学的未知数甚多，加之我们本身知识与能力有限，如有错讹之处，恳请批评指正。

王廷礼

2021年7月

PART 1
生殖的奥秘

排卵障碍与不孕

子宫、宫颈因素与不孕

输卵管因素与生殖器结核导致的不孕

其他因素造成的不孕

PART 3
男性不育的预防与治疗

精液、精子异常与不育

PART 4
辅助生殖

辅助生殖技术

PART 1

生殖的奥秘

▶ 怀孕必备的条件与胎儿的发育

怀孕必须具备的条件

怀孕是一个复杂的生理过程，正常的怀孕需要具备以下条件：卵巢可以排出正常的卵子；精液中含有正常活动的精子；卵子和精子能够在输卵管内相遇、结合为孕卵并被输送到子宫腔内；子宫内膜适合于孕卵着床。这些条件只要有一个不具备，就能阻碍受孕，导致不孕症的发生。

女性卵巢有优势卵泡发育和排出

在下丘脑—垂体—卵巢轴的调控下，进入青春期后，卵泡由自主发育推进至发育成熟的过程依赖于促性腺激素的刺激。生育期每月发育一批（3～11个）卵泡，经过募集、选择，其中一般只有一个优势卵泡可完全成熟，并排出卵子。卵子排出后，经输卵管伞部捡拾、输卵管壁蠕动以及输卵管黏膜纤毛活动等协同作用，在输卵管内向子宫方向移动。女性每个月经周期都会有一个健康、成熟的卵子排出，这样才有机会怀孕。如果卵巢功能不全或月经不正常，就不容易受孕。

男性的睾丸产生正常的精子

● 精液量正常，一次射出的精液量为2毫升～4毫升。液化时间：室温下一般15分钟液化，最长不超过60分钟。

● 精子数量正常，每毫升精液中精子数量应在1500万以上。

● 精子存活率正常，有活动能力的精子应达40%以上，其中快速向前运动的a级精子和b级精子应占有活动能力精子的32%以上。

● 精子畸形率应低于96%。

如精子达不到上述标准，就不容易使女方受孕。

排卵期性生活

在女性排卵期前后要有正常的性生活，使精子和卵子有机会相遇。女性的排卵时间一般在下次月经来潮的前14天左右，只有在排卵前后几天内同房才有受孕的可能。在非排卵期同房是很难受孕的。

正常生理情况下，夫妇同居未采取避孕措施，每个月受孕的概率为20%～25%，半年怀孕的概率为70%，一年怀孕的概率为80%。若超过一年以上未采取避孕措施而不孕应进行医学检查。也就是说，一对夫妇即使各方面都很健康、正常，也不是哪个月想怀孕都能如愿以偿的。

生殖道必须畅通无阻

男性的输精管道必须通畅，精子才能顺利射出。女性生殖道发育正常、通畅，这样同房时进入阴道内的精子才可以顺畅地通过宫颈管、子宫到达输卵管。输卵管是卵子和精子相遇的场所，当精子和卵子在输卵管相遇并结合成受精卵后，输卵管还得负责将受精卵顺利地输送到子宫腔内。

子宫内环境必须适合受精卵着床和发育

子宫内膜必须发育到一定厚度，才能让孕卵舒舒服服地在子宫"安营扎寨"并继续生长、发育。

卵子受精后，一边发育一边向子宫方向移动，3～4天后到达子宫腔，7～8天"种植"在松软、营养丰富的子宫内膜里，然后继续发育为胚胎。受精卵的发育和子宫内膜生长是同步进行的，如果受精卵提前或推迟进入宫腔，那时的子宫内膜还不适合受精卵着床和继续发育，也就不可能怀孕。

怀孕的过程

怀孕的过程即胎儿在母体子宫内生长发育的过程。

卵子受精是怀孕的开始，胎儿及胎盘等自母体排出代表着整个孕期妊娠的结束。怀孕是一个非常复杂且变化极为协调的生理过程。

大家都知道，人的生命是从卵子和精子结合开始的。从卵细胞受精到胎儿出生，孕周从末次月经第一日开始计算，通常比排卵或受精时间提前2周，比着床提前3周。妊娠全过程约为280天（40周），医学上统称胎儿期，包括受精、着床、成胎（妊娠的维持、胎儿的成长）和分娩4个阶段。妊娠10周（受精后8周）内的人胚称为胚胎，是胚胎器官分化、形成时期。自妊娠11周（受精第9周）起称为胎儿，是胚胎生长、成熟的时期。

怀孕第一步——受精是怀孕的开始

精子和卵子结合形成受精卵的过程叫作受精或受孕，受精就是怀孕的开始。

在女性排卵的3～5天内，男女同房时，男性能排出2亿～4亿个精子，其中大部分精子随精液从阴道内排出，小部分精子依靠尾部的摆动前进，先后通过子宫颈管、子宫腔，最后到达终点站——输卵管壶腹部，在那里等待和卵子结合。

精子从阴道到达输卵管的过程称为精子获能，最快时仅需数分钟，最迟4～6小时，一般需1～1.5小时。精子在前进的过程中，沿途要受到子宫颈黏液的阻挡和子宫腔内白细胞的吞噬，最后到达输卵管的仅有数十个至一二百个。

女性在育龄期，卵巢每月排出成熟的卵子，排卵日期在下次月经来潮前14天左右。卵子从卵巢排出后立即被输卵管伞部吸到输卵管内，并在输卵管壶腹部等待精子的到来（图1）。

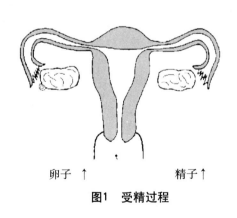

卵子 ↑　　　　　精子↑

图1　受精过程

精子可在女性输卵管内生存72小时，卵子只能生存48小时，如在女性排卵日前后72小时内性交，精子和卵子就有可能在输卵

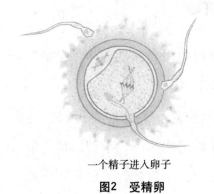

一个精子进入卵子

图2　受精卵

管壶腹部相遇，这时一群精子包围卵子，获能后的精子其头部分泌顶体酶，以溶解卵子周围的放射冠和透明带，为精子进入卵子开通道路，最终只有1个精子进入卵子（图2），然后形成一个新的细胞，这个细胞称为受精卵或孕卵。

怀孕第二步——着床（种植）与分裂

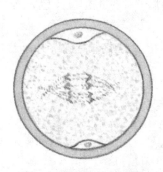

图3　二核融合开始分裂
（受精第二天，卵裂）

受精卵在受精6～7日后植入子宫内膜的过程称为着床。受精卵细胞在输卵管内发育3～4天后，借助输卵管肌肉的蠕动和内膜纤毛的摆动，开始向子宫转移，在运动过程中，受精卵细胞从受精后30小时开始不断分裂发育，1个变成2个（图3），2个变成4个，4个变成8个，受精后50小时为"8细胞阶段"。

经过3～4天细胞的反复分裂，在到达子宫角时，受精72小时后的受精卵已经是一个具有分裂为16个细胞的实心细胞团（胚）了。由于它的形状很像桑葚，所以又叫它桑葚胚（图4）。

桑葚胚在子宫腔内经过3~4天的游离，发育分裂成早期囊胚。囊胚表面滋养细胞在发育过程中分化为两层，外层叫作"合体滋养细胞"，内层叫作"细胞滋养胚基细胞"，也叫胚泡（图5）。滋养细胞的一种特殊功能是制造蛋白酶，让子宫内膜腔出现缺口，然后整个胚胎被埋入子宫内膜里1/3肌层和血管，囊胚完全埋入子宫内膜且被内膜覆盖所需时间不过3~5天。这就是受精卵的"着床"或"植入"，就像种子种到地里一样。胚基细胞发育成胚胎，滋养细胞发育成胎盘，这一过程要在两周内完成，从此胚胎通过胎盘与母亲血肉相连，依赖母体供给的营养进行生长发育。

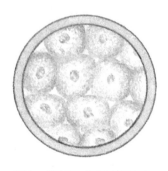

图4　桑葚胚（受精第三天）

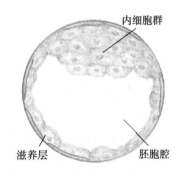

图5　胚泡（受精第四天）

内细胞群

滋养层

胚胞腔

一般来说，胚泡植入的部位通常在子宫体或子宫底部，若植入发生在子宫以外的部位，则称为宫外孕。宫外孕者约占妊娠者总数的1/150，宫外孕的部位可发生在输卵管、输卵管伞端及腹腔等处，其中以输卵管壶腹部和峡部为多见。若植入部位靠近子宫颈，就形成前置胎盘。由于胎盘在子宫颈生长阻塞产道，分娩时

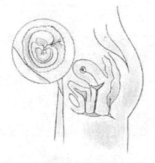

图6 成功着床

可造成难产及大出血。

由于排卵通常发生在月经周期的第14天，两周后月经若没有按时来，可能你已经怀孕了。如果早早孕试验为阳性，那么恭喜你，你可能真的怀孕了（图6）！

胚胎与胎儿的发育

第1个月（4周末）的胚胎发育

孕4周末可辨认出胚盘和体蒂。

在最初的几周内，胚胎细胞发育得特别快，它有三层，称为三胚层。三胚层的每一层都将形成身体的不同器官。最里层形成一条原始管道，以后发育成肺、肝脏、甲状腺、胰腺、泌尿系统和膀胱；中层将变成骨骼、肌肉、心脏、睾丸或卵巢、肾、脾、血管、血细胞和皮肤的真皮；最外层将形成皮肤、汗腺、乳头、乳房、毛发、指甲、牙釉质和眼的晶状体，这三个细胞层分化成一个完整的人体（图7）。3周末，胎宝宝的心脏就开始跳动了。

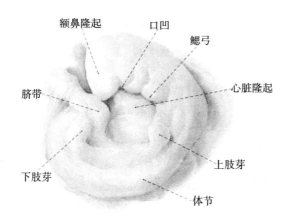

额鼻隆起　口凹　鳃弓
脐带　心脏隆起
下肢芽　上肢芽
体节

图7　三胚层（妊娠第4周的胚胎发育）

第2个月（8周末）的胚胎发育

怀孕第8周末的时候，胚胎初具人形，头大，占整个胎体近一半。能分辨出眼、耳、鼻、口、手指及脚趾，各器官正在分化发育，心脏已形成。长约2厘米，形状像葡萄。眼睛越来越清楚，鼻孔大开，耳朵深凹下去，胚胎的手和脚这时候看上去像划船的桨（图8）。此时的胚胎中会有一个与身体不成比例的大头。此外，这时候脑下垂体腺和肌肉纤维继续发育，心脏已划分为左心房和右心室，胚胎的器官也开始具备明显的特征。由于骨髓还没有形成，所以肝脏会产生大量的红细胞。从现在开始，胎

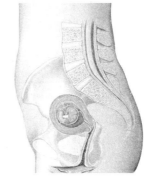

图8　孕两个月（8周末）的胚胎

儿将迅速生长，并在几周内形成明显的轮廓。

温馨
提示

医学上将怀孕10周之前的胎儿称为胚胎或胚芽，11周后才开始称为胎儿。胚胎期是人体器官分化发育的时期，许多导致胎儿畸形的因素都非常活跃，大多数的先天畸形都在胚胎期。因此，良好、持续的孕期保健是必不可少和至关重要的。为了母体和胎儿的健康，请坚持孕期检查！

孕3个月（12周末）胎儿的发育

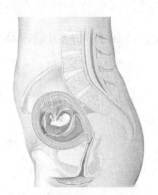

图9　孕3个月（12周末）的胎儿

孕早期在本周即将结束，3个月的胎宝宝有了巨大的变化。怀孕第12周末的时候，胎儿身长可达到6.6厘米，并且初具人形，其成长速度在本周越发惊人。手指和脚趾完全分开，部分骨骼开始变得坚硬（图9），维持生命的器官已经开始工作，如肝脏开始分泌胆汁，肾脏开始分泌尿液。外生殖器可初辨性别，胎儿四肢可活动。

孕4个月（16周末）胎儿的发育

16周末的胎儿身长大约有16厘米，体重约120克，看上去像一个梨子（图10）。从生殖器可确认胎儿性别。头皮已经长出毛发，胎儿已出现呼吸运动。皮肤菲薄，呈深红色，无皮下脂肪。部分孕妇可自觉胎动。宝宝自己会在妈妈的子宫中玩耍，最好的玩具就是脐带，他（她）有时会拉它，用手抓它，将脐带拉紧到只能有少量空气进入。大家不必太担心，16周的宝宝自己已有分寸，他（她）不会让自己一点儿空气和养分都没有。另外，循环系统和尿道在这时也完全进入正常的工作状态，胎儿可以不断地吸入和吐出羊水了。

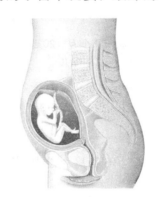

图10　孕4个月（16周末）
　　　的胎儿

孕5个月（20周末）胎儿的发育

怀孕第20周末，即进入孕中期了。从现在开始，宫底每周大约升高1厘米。胎儿的身长在23厘米上下，体重大约320克（图11），皮肤暗红，出现胎脂，全身覆盖毳毛，可见少许头发，且头发在迅速地生长。开始出现吞咽、排尿功能。自该孕周起，胎儿体重呈线性增长。胎儿运动明显增加，10%～30%时间胎动活跃。

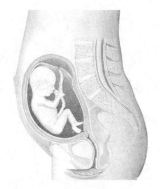

图11 孕5个月（20周末）
的胎儿

感觉器官开始按区域迅速发育，神经元分成各个不同的感官，味觉、嗅觉、听觉、视觉和触觉从现在开始在大脑里的专门区域里发育，神经元数量的增长开始减慢，但是神经元之间的相互联通开始增多。

胎毛和皮下脂肪开始生成。胎儿的心跳十分活跃，在羊水中胎儿的手脚可以自由地活动。

孕6个月（24周末）胎儿的发育

24周末的胎儿身长大约30厘米，体重630克左右。宝宝这时候在妈妈的子宫中占据了整个空间。此时宝宝身体的比例开始匀称，皮肤薄而且有很多的小皱纹，浑身覆盖了细小的绒毛，各脏器已经发育，皮下脂肪开始沉积，因量不多皮肤呈皱缩状，出现眉毛和睫毛；细小支气管和肺泡已经发育；此时出生的宝宝可有呼吸，但生存力极差（图12）。

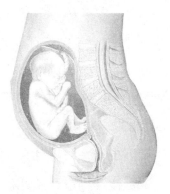

图12 孕6个月（24周末）
的胎儿

孕7个月（28周末）胎儿的发育

28周末的胎儿坐高约26厘米，身长约35厘米，体重约1000克，这时的宝宝几乎占满了整个子宫，随着空间越来越小，胎动也在减弱，皮下脂肪不多。皮肤粉红，表面覆盖胎脂。瞳孔膜消失，眼睛半张开。四肢活动好，有呼吸运动（图13）。尽管胎儿现在肺叶还没有发育成熟，但如果发生早产，宝宝出生后可存活，但易患特发性呼吸窘迫综合征。

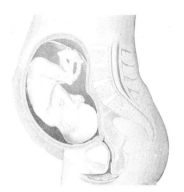

图13　孕7个月（28周末）的胎儿

孕8个月（32周末）胎儿的发育

怀孕第32周末，胎儿的身体和四肢还在继续长大，最终要长得与头部比例相称。胎儿身长约40厘米，体重为1700克左右，全身的皮下脂肪更加丰富，皱纹减少，各个器官继续发育完善，肺和胃肠功能已接近成熟，心脏和听觉器官大体已经发育完全（图14）。皮肤深红

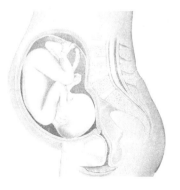

图14　孕8个月（32周末）的胎儿

色，仍呈皱缩状，已具备呼吸能力，能分泌消化液。活动渐渐增多，肌肉和神经都已经很发达。生存能力尚可，出生后注意护理可存活。

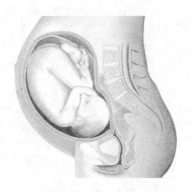

图15　孕9个月（36周末）的胎儿

孕9个月（36周末）胎儿的发育

36周末的胎儿仍然在生长，本周宝宝身长45厘米左右，体重约2500克，皮下脂肪较多，出生后可以调节体温。同时胎宝宝也在为分娩做准备，头部开始转向下方，进入骨盆（图15）。

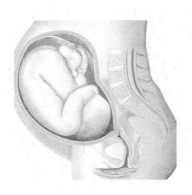

图16　孕10个月（40周末）的胎儿

孕10个月（40周末）胎儿的发育

40周末胎儿身长50厘米左右，体重3200克～3400克，胎儿发育成熟，男宝宝睾丸已降至阴囊内，女宝宝大小阴唇发育良好（图16）。现在出生的宝宝是足月儿。通常情况下，男孩出生时的体重会比女孩重一些。胎宝宝在本周的活动越来越少，似乎安静了很多，主要是因为胎儿的头部已经固定在骨盆中，随着头部的下降，宝宝便会来到这个世界上。

胎宝宝的体重在本周会继续增加，脂肪的储备会让孩子在出生后进行体温调节。宝宝此时身体各器官都发育完成，肺是最后一个发育成熟的器官，通常在宝宝出生后的几小时内建立起正常的呼吸方式。

▶ 生殖生理

女性生殖生理

本节主要为大家介绍女性生殖器与其功能。女性生殖器包括外生殖器和内生殖器。

女性外生殖器

女性外生殖器指生殖器官的外露部分，又称外阴，包括阴阜、大阴唇、小阴唇、阴蒂、前庭、前庭大腺、前庭球、尿道口、阴道口和处女膜（图17）。

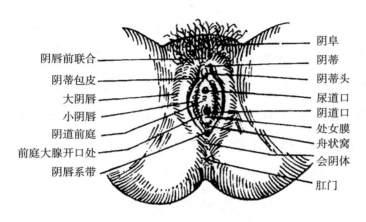

阴唇前联合
阴蒂包皮
大阴唇
小阴唇
阴道前庭
前庭大腺开口处
阴唇系带

阴阜
阴蒂
阴蒂头
尿道口
阴道口
处女膜
舟状窝
会阴体
肛门

图17　女性外生殖器示意图

①阴阜

耻骨联合前方的隆起部，下邻两侧大阴唇。阴阜上生有阴毛，多呈梯形、倒三角形、长方形分布，具有调节局部温度、缓冲双方身体碰撞时的冲击力的作用。阴阜皮下有柔软多肉组织，具有减震、缓冲和保护女性内生殖器的作用。

②阴蒂

阴蒂（clitoris）是一勃起结构，与男性阴茎为同源器官，位于唇前联合的下后方。阴蒂内含有两个阴蒂海绵体。阴蒂海绵体可分为阴蒂脚、阴蒂体和阴蒂头三部分。阴蒂脚呈圆柱形，附着于坐骨支和耻骨下支，表面覆以坐骨海绵体肌。在耻骨联合下缘附近，两侧阴蒂脚相连构成阴蒂体。两阴蒂体之间有不完整的海绵体中隔（又名梳状隔）将它们隔开。阴蒂体折转向前下方，其游离端即阴蒂头。阴蒂头为圆形的小结节，直径为6毫米～8毫米，被阴蒂包皮所包绕。阴蒂头与阴蒂包皮之间的阴蒂沟内常有阴蒂垢。阴蒂头下面以阴蒂系带连于小阴唇。阴蒂海绵体外面包以折膜，白膜的外面包有阴蒂筋膜。阴蒂体背侧与耻骨联合之间有浅、深两条结缔组织索。浅索为阴蒂系韧带，深索称阴蒂悬韧带。阴蒂海绵体也可充血而发生勃起，阴蒂头的神经末梢丰富，具有高度敏感性，易受刺激引起勃起，是性反应的重要结构。

③阴蒂包皮

用以保护阴蒂，由两片小阴唇的上方接合处形成。

④阴唇

阴唇共两对，分别称大阴唇和小阴唇。

大阴唇：柔软丰厚的皮肤组织，包含可制造油脂的腺体和少量阴毛，为外阴两侧、靠近两股内侧的一对长圆形隆起的皮肤皱褶。未婚女性的两侧大阴唇自然合拢，遮盖阴道口及尿道口。经产妇的大阴唇由于分娩影响而向两侧分开。

小阴唇：是一对柔软的黏膜皱褶皮肤，在大阴唇的内侧，表面湿润。小阴唇的左右两侧的上端分叉相互联合，其上方的皮褶称为阴蒂包皮，下方的皮褶称为阴蒂系带，阴蒂就在它们的中间。小阴唇的下端在阴道口底下会合，称为阴唇系带。小阴唇黏膜下有丰富的神经分布，故感觉敏锐。

⑤阴道前庭

两侧小阴唇所圈围的零形区称阴道前庭。其表面有黏膜遮盖，近似一个三角形，三角形的尖端是阴蒂，底边是阴唇系带，两边是小阴唇。尿道开口在前庭上部。阴道开口在它的下部。此区域内还有尿道旁腺、前庭球和前庭大腺。

前庭球：前庭球系一对海绵体组织，又称球海绵体，有勃起性，位于阴道口两侧。前与阴蒂静脉相连，后接前庭大腺，表面为球海绵体肌所覆盖。受伤后易出血。

前庭大腺：前庭大腺又称巴氏腺，位于阴道下端，大阴唇后部，也被球海绵体肌所覆盖。是一边一个如小蚕豆大的腺体。它的腺管很狭窄，为1.5厘米~2厘米，开口于小阴唇下端的内侧，腺管的表皮大部分为鳞状上皮，仅在管的最里端由一层柱状细胞组成。性兴奋时分泌黄白色黏液，起着润滑阴道口的作用，正常检查时摸不到此腺体。

⑥尿道口

尿道口介于耻骨联合下缘及阴道口之间，为不规则椭圆形小孔，小便由此流出。其后壁有一对腺体，称为尿道旁腺，开口于尿道后壁，常为细菌潜伏之处。

⑦阴道口

阴道口是阴道对外的出口，是排出经血和阴道分泌物的位置，也是生产时胎儿头部露出的地方。

⑧处女膜

未婚女性处女膜是弹性薄膜，它遮住了阴道口的一部分。处女膜中间有孔，月经血经由此孔流出。通常情况下，处女膜分为唇状、伞状、环状及筛状。

⑨会阴

是指肛门和外生殖器之间的软组织。分娩时会阴会产生非常大的延展，能让胎儿头部顺利露出阴道口。

女性内生殖器

女性内生殖器由阴道、子宫颈、子宫、输卵管、卵巢组成。子宫是孕育胎儿的场所，受精卵在这里着床，逐渐生长发育成成熟的胎儿，足月后，子宫收缩，娩出胎儿。卵巢是女性的性腺器官，内有许多卵泡，能产生并排出卵子，分泌性激素，维持女性特有的生理功能及第二性征。至绝经后，卵巢逐渐萎缩（图18）。

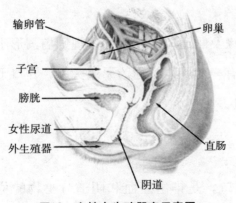

输卵管　卵巢
子宫
膀胱
女性尿道
外生殖器
直肠
阴道

图18　女性内生殖器官示意图

①阴道

阴道，准确地说，应称为生殖道，因为它既是性交时阴茎进入的地方，也是接纳精液的场所；既是性生活性兴奋主要体验所在，又是胎儿娩出的通道。阴道在正常状态下长8厘米～10厘米，宽度则为闭合状潜在腔隙，性兴奋时则发生非常大的变化，可以提供较大的空间。这是因为阴道壁由三层组织构成，表层为黏膜，中层为肌肉，外层为弹力纤维组织。阴道内有大量的皱襞，富有极好的延伸性和弹性。其上端比下端宽，下端开口于阴道，上端含纳宫颈，平时像个瘪气球，四壁紧靠在一起，性兴奋时可以出现内2/3扩张，俗称"内勃起"，外1/3紧握，又叫"高潮平台"，其弹力和扩张力使阴茎和阴道的结合达到至美的相容程度，有利于性享受，精液的射入、暂存及精子游入宫腔。当然，如果想怀孕，它同时会实现生殖繁衍功能。

阴道壁在性兴奋时可能因周围静脉丛的扩张而出现渗出液以润滑阴道，有利于阴茎的插入和抽动。不过阴道壁的弹性、皱襞、渗液受内分泌，特别是雌激素的调控，幼女及绝经后的妇女阴道上皮薄、皱襞少、弹力差、自洁润湿作用弱，容易受创伤和引起感染。

②子宫颈

子宫颈位于子宫下部，近似圆锥体，长2.5厘米～3厘米，上端与子宫体相连，下端深入阴道。

③子宫

子宫位于盆腔内，呈倒置梨形，周围的韧带将其固定在盆腔内。子宫分子宫体、子宫底和子宫颈三部分。从青春期到绝经期，女子的子宫内膜受体内雌激素的调节呈周期性变化，在每个月的一定时间内可接受受精卵的着床。

子宫的容量在未受孕时不超过10毫升，在妊娠足月时可达4000毫升，子宫重量亦从50克左右增加到1000克左右，以适应孕育胎儿的需要。女性从青春期到更年期，如果没有受孕，子宫内膜会在卵巢激素的作用下发生周期性变化及剥脱，产生月经。

④输卵管

输卵管为10厘米～13厘米长的细管子，具有输送精子和卵子的功能，并且还是精子和卵子相遇受精的地方。成熟的卵子从卵巢排出后，由输卵管的伞端，从腹腔内把它输入输卵管。输卵管位于子宫两侧，其内壁的黏膜整个覆盖着能颤动的纤毛，卵子进入输卵管后，借助输卵管的蠕动和纤毛的运动，逐步向子宫方向移动。在这个时候，如果卵子遇到精子就会结合成为受精卵，其一边不断分裂、发育，一边向子宫方向运行，然后进入子宫腔内着床。卵子如不受精，进入子宫腔后自行消亡。

⑤卵巢

卵巢是女性的性腺器官，内有许多卵泡。卵巢位于子宫的两旁、输卵管的后下方，左右两侧各一个。卵巢呈卵圆形，借助韧带固定在盆腔内，卵巢排出卵子，分泌雌激素。雌激素维持女子的第二性征，如乳房隆起、皮下脂肪堆积、发音尖细等，又维持女子性功能，它通过血液循环作用于全身。女子从青春期到绝经期，每个月会排出一个成熟的卵子。

骨盆

骨盆为生殖器官的所在部位，对生殖系统和性器官起保护作用。

骨盆底

骨盆底的作用是承载腹腔和盆腔脏器，并使其保持正常位置的依托。骨盆底与分娩及性生活密切相关，当完整的骨盆底结构因分娩等原因受到破坏时，则可能出现女性性功能障碍，锻炼盆底肌群或手术恢复骨盆底解剖结构，是治疗女性性功能障碍的重要方法。

男性生殖生理

男性的生殖功能

男性生殖生理活动包括精子的产生、运送、成熟、获能和受精等一系列过程。精子形似蝌蚪，分为头、体、尾三部分，长约60μm。睾丸内的精子并不成熟，进入附睾后成熟，在性高潮时与精囊和前列腺分泌的精浆混合形成精液，通过生殖管道排出，输入女性生殖道内，使卵子受精。

①生殖机能的发育过程

男性进入青春期后，睾丸发育成熟，曲精小管的管壁扩大，管壁是由生精上皮构成，生精上皮上面的生精细胞和支持细胞不断生长，在腺垂体分泌的精子生成素的作用下，以及受到间质细胞所产生的雄激素的影响，精原细胞开始发育、增殖，形成精子细胞，再变形为精子，脱落入曲精小管腔内。生精周期约为两个半月。

生成的精子脱落在管腔中，然后经曲精小管、输出小管进入附睾中贮存，射精时，精子随精浆一同排出，如果没有射精，精子贮存一定时间后就会被分解，然后被组织吸收。

生精作用受环境影响，温度过高会影响精子的生成，阴囊温度要低于腹腔温度。

②分泌雄激素

在性成熟时，睾丸的间质细胞主要分泌以睾丸酮为主的雄激素，4mg～9mg/日，自青春期开始分泌增多，老年时减少，但可维持终生。

温馨提示

雄激素的主要生理作用

1.刺激男性性器官的发育，并维持性成熟状态。

2.作用于曲精小管，有助于精子的生成与成熟。

3.刺激第二性征出现，并保持正常状态。

4.维持正常性功能。

5.刺激红细胞的生成及长骨的生长。

6.参与机体代谢活动，促进蛋白质合成（特别是肌肉、骨骼、生殖器官等部位）。

男性生殖器

男性生殖器即男性生殖系统，是男性生殖繁衍后代的器官。它由外生殖器、内生殖器组成。

①男性外生殖器官

男性外生殖器官包括阴茎和阴囊两部分（图19）。

阴茎

主要功能是排尿、射精及性交，是性行为的主要器官。阴茎皮肤极薄，皮肤下无脂肪，具有活动性和伸展性。阴茎由3条海绵体外包筋膜和皮肤构成，其中阴茎海绵体有2条，尿道海绵体有1条，分为根部、体部及头部。根部固定于会阴部，阴茎前端膨大部分形成阴茎头，头部与体部交接处较细，为颈部，是一环形沟，又称冠状沟。尿道海绵体内有尿道通过，开口于尿道外口。

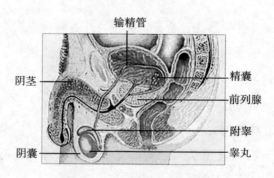

图19 男性生殖器官剖面图

阴茎海绵体的血窦可以附入血液，在无性冲动时，阴茎绵软，呈圆柱状，长7厘米～9厘米。在受到性刺激时，阴茎海绵体的血窦内血液、激素增多，阴茎则增粗、变硬而勃起，呈三棱形圆柱状，长度增加一倍以上。当流入的血液和回流的血液相等时，阴茎持续勃起。阴茎头部末梢神经丰富，在性交达到高潮时，由于射精中枢的高度兴奋而引起射精。

阴茎外面包有皮肤，包盖着阴茎头，称为阴茎包皮。阴茎海绵体内的特殊结构是阴茎勃起功能的重要组织结构，而阴茎勃起又是完成性交的先决条件。

阴囊

阴囊为一皮肤囊袋，位于阴茎的后下方。阴囊的皮肤薄而柔软，有少量阴毛，色素沉着明显。阴囊壁由皮肤和肉膜组成。肉膜含有平滑肌纤维。平滑肌随外界温度呈反射性舒缩，以调节阴囊内的温度，以利于精子的发育。在外界温度高时，平滑肌舒张；而外界温度低时则收缩。阴囊中隔将阴囊腔分为左、右两部，分别容纳两侧的睾丸和附睾。

②男性内生殖器官

男性内生殖器包括生殖腺体（睾丸）、排精管道（附睾、输精管、射精管和尿道）、附属腺体（精囊腺、前列腺和尿道球腺），见图20。

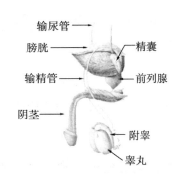

图20　男性内生殖器官示意图

睾丸

睾丸是男性生殖腺，左右各

一，呈卵圆形，由精索将其悬吊于阴囊内，长4厘米～5厘米，厚3厘米～4厘米，各重15克左右。睾丸是产生雄性生殖细胞（即精子）的器官，也是产生雄性激素的主要内分泌腺。

附睾

附睾外形细长，呈扁平状，又似半月形，左右各一，长约5厘米，附于睾丸的后侧面。

附睾有储存和排放精子、促使精子成熟、分泌液体供给精子营养等作用。上述生理功能是通过附睾上皮细胞的吸收、分泌和浓缩机能来完成的。

输精管、射精管

输精管：输精管于输尿管与膀胱之间向正中走行，其末端膨大扩张形成输精管壶腹，最后与精囊管相会合，是精子从附睾被输送到前列腺部尿道的唯一通路。

射精管：射精管是输精管壶腹与精囊管会合之后的延续。射精管很短，仅为2厘米左右，管壁很薄。

尿道

男性尿道既有排尿功能，又有排精的功能。

尿道是一条较细的管道，全长约12厘米。在前尿道中有许多非常细小的腺体，集合成尿道球腺，它能分泌出少量透明的、稀薄的、呈碱性的润滑液体，在性交时，能够润滑阴茎，使阴茎易于插入阴道。尿道球腺的分泌作用一般多发生在阴茎勃起且尚未性交的时候。可见这种润滑剂的分泌是性器官准备性交、表达精神渴望的明显过程，其中精神上的感情因素对尿道球腺的分泌功能起着关键的作用。

精囊腺、前列腺和尿道球腺

精囊腺：精囊腺为一对扁平长囊状腺体，左右各一，表面凹凸不平，呈结节状。通常输精管壶腹为贮存精子的主要地方，当精子超量时，精囊腺才发挥它的作用。精囊腺的主要功能是分泌一种白色或淡黄色的黏稠胶状物质，分泌物为精浆液，是组成精液的一部分，占精液的70%左右，对精子的存活有重要作用。

前列腺：前列腺为一个栗子状的腺体，有中间凹陷沟，左右两侧稍隆起，重约18克。前列腺能分泌前列腺液，主要为精浆液，含有多种微量元素及多种酶类。

尿道球腺：尿道球腺左右各一，位于尿生殖隔上下筋膜之间的会阴深囊内，开口于球部尿道近端。可分泌少量液体，为精浆的成分之一。

▶ 不孕（育）症的定义及分类

不孕（育）症的定义

不孕（育）症是一种由多种原因导致的生育障碍状态，是生育期夫妇的生殖健康不良事件。

有生育要求的夫妇同居一年以上，有正常且规律的性生活、未避孕而未受孕，对女性称为不孕症，对男性则称为不育症。不同人种和地区间不孕（育）症发病率差异并不显著，我国不孕（育）症发病率为7%～10%。

不孕症的分类

按不孕病史分类

根据是否有过妊娠经历分为原发性不孕和继发性不孕。

①原发性不孕

原发性不孕是指既往从未有过妊娠史，未避孕而从未妊娠者。

②继发性不孕

继发性不孕是指既往有过妊娠史，而后未避孕且连续12个月未怀孕。

按妊娠可能性分类

按妊娠可能性分为相对性不孕和绝对性不孕。

①相对性不孕

相对性不孕是指男女一方或双方由于某种因素阻碍受孕，或生育力下降引起暂时性不孕，经过恰当处理或治疗后仍不能怀孕者，如子宫发育不良，子宫极度前屈、后倾或后屈，内分泌失调，男方少精症（精子计数小于2000万/毫升）、弱精症（活动率较低）及男女双方的免疫因素等所致的不孕。

②绝对性不孕

绝对性不孕是指男女一方或双方先天或后天有严重的解剖或生理方面的缺陷无法纠正，或经过治疗后仍不能受孕。先天性疾患，如子宫或卵巢等先天缺如，睾丸先天发育不良；后天性疾患，如生殖器结核或肿瘤均可严重破坏生育能力，而导致绝对性不孕。

按不孕原因归属何方分类

按不孕原因归属何方可分为男性不育症和女性不孕症。

①男性不育症

男性不育症是指由于男性因素引起的不育。临床上把男性不育症分为性功能障碍和性功能正常两类。

②女性不孕症

因女方因素造成的不孕症。

按不孕的性质分类

①生理性不孕与病理性不孕

生理性不孕：某些生理状态下女性不能受孕，称为生理性不孕，如青春期、妊娠期、月经期、哺乳期和更年期。

青春期、哺乳期的不孕是相对的，如同房，应避孕。

病理性不孕：病理性不孕就是我们俗称的"不孕症"。指生理功能紊乱、器质性病变、炎症、肿瘤、结核、梅毒等由于病理变化而引起的不孕。

②器质性不孕与功能性不孕

器质性不孕：器质性不孕是指生殖器的病理解剖变化引起的不孕，如生殖系统炎症、肿瘤、畸形等。

功能性不孕：功能性不孕主要是指内分泌异常引起的不孕，比如，盼子心切、精神过度紧张、焦虑、抑郁导致排卵障碍所致月经紊乱、高催乳素血症等，这些都属于功能性不孕。

③先天性不孕与后天性不孕

先天性不孕：所谓先天性不孕，就是男女一方或双方患有先天性的生殖功能障碍而无法受孕。

后天性不孕：后天性不孕是后天因素造成的不孕。这种情况通常可以预防和治疗。

▶ 影响怀孕的因素

女性不孕因素

女性不孕的因素，一是盆腔因素，这是我国女性不孕症，特别是继发性不孕症最主要的原因，约占全部不孕因素的35%。具体病因包括输卵管病变、子宫病变、子宫颈因素导致的子宫内膜异位症、先天性发育畸形等。二是排卵障碍，占全部不孕因素的25%～35%，常见病因包括下丘脑病变，如低促性腺激素性无排卵；垂体病变，如高催乳素血症；卵巢病变，如多囊卵巢综合征、早发性卵巢功能不全和先天性性腺发育不全；其他内分泌疾病，如先天性肾上腺皮质增生症和甲状腺功能异常等。

卵巢与月经

①卵巢

卵巢，是女人孕育生命的源头，是孕育卵子的器官，也是卵子制造和释放的器官。如果卵巢不能孕育成熟的卵子，那么，怀孕是不可能的。

②月经

月经，是女人孕育能力的晴雨表，月经不正常将直接影响女性的生育能力。

规律的月经是卵巢功能正常的标志。每次月经来潮，都意味着女性的卵巢尽职地释放了卵子，尽管并不能保证所释放卵子的质量如何、是否能与精子相遇。女性在25～35岁月经最规律，卵巢的功能也相对最稳定。因此，医学专家建议的"25～30岁的最佳生育时间"是非常科学的。医学上普遍认为，女性的卵巢功能从35岁以后就开始逐步下降。但事实上，每个人对自己的养护方式不同，卵巢的生理年龄也不一样。

阴道与宫颈

①阴道

阴道是进行性行为的场所，能存储精液，是精子进入宫腔的必经之路。如果外阴、阴道发生了器质性或者功能性的疾病，就会影响精子和精液正常进入并存储在阴道里，进而影响到精子的功能而导致不孕。

外阴阴道性不孕的主要原因有处女膜闭锁、阴道横隔、阴道纵隔、双阴道、先天性无阴道与阴道炎症。以上因素都是精子成功穿越的障碍。

②宫颈

宫颈和阴道是考验精子的第一道关口。卵子能否遇到精子，第一步就是要通过宫颈，因为有宫颈黏液存在，穿过宫颈的难易程度是由宫颈黏液的量和性状来决定的。

任何宫颈疾病都可以断送精子前程，造成不育。临床发现，雌激素不足或宫颈管感染，都会改变黏液的质和量，影响精子活力和进入子宫。宫颈息肉、宫颈肌瘤则能堵塞宫颈管，从而影响精子通过，导致不孕。

输卵管与子宫

①输卵管

精子和卵子成功相遇才能产生新的生命。

输卵管是精卵结合的场所，它同时负责运送卵子、胚胎至子宫腔内。如果输卵管不畅通，精子和卵子不能成功相遇，受孕失败，就不能产生新的生命。

受精卵的着床，需要畅通的输卵管的支持。炎症或手术都有可能引起输卵管粘连，从而影响输卵管拣拾卵子及蠕动功能，无法正常运送受精卵到达子宫。粘连严重的输卵管让精子和卵子无法结合。

②子宫

子宫被称为生命的摇篮。受精卵如果遇到了一个温暖、舒适的子宫环境，会更快乐、健康地在这里安家。受精卵着床以后，子宫内膜开始积极地生长、增厚，为受精卵提供更全面的服务。如果受精卵不能成功安家，就不会有新生命的出现。

子宫如果发生疾病，也会造成不孕。

子宫内膜异位症是精卵无法相遇的罪魁祸首。由于子宫内膜异位，会让一颗充满生命力的卵子无论如何也无法拥抱哪怕最茁壮的精子。临床发现，30%左右的女性不孕是因为子宫内膜异位症。

子宫肌瘤也会影响受精卵着床。

受精卵是位挑剔的"住客"，一般情况下，子宫里如果有肿瘤或炎症，受精卵就不能着床生长发育；子宫内膜结核、子宫内膜息肉或子宫内膜分泌反应不良等问题都会影响受精卵着床，降低妊娠率；子宫黏膜下肌瘤、子宫内膜病变，可造成不孕或孕后流产。另外，子宫腔粘连多因刮宫、宫腔手术所引起，常伴有感染，导致内膜菲薄，易导致习惯性流产。

男性不育因素

在不育夫妇中，女性生育能力正常而男方生育能力低下，为男性不育症。

在男性不育症方面，精子功能异常（包括形态、数量、成活率和黏液穿透性异常）、性功能障碍、输精管梗阻或缺如是导致男性生育能力下降的主要原因，其次是遗传因素和先天发育异常，再就是不良生活习惯及一些器质性病变。

遗传性疾病与男性不育

研究表明，细胞遗传学异常可导致男性不育，其发生率为

2%～21%。

①性染色体异常

性染色体异常是男性不育的重要原因，这类疾病的临床共同特点是导致精子出现异常。如先天性精曲小管发育不全、XYY综合征、XX男性综合征等。

②常染色体畸变

在男性不育病人中，常染色体畸变的发生率在0.3%～7.2%，常染色体数目畸变包括常染色体结构畸变、减数分裂染色体异常、男性特纳综合征、单纯支持细胞综合征、男性假两性畸形综合征。

内分泌异常

男性内分泌异常与男性不育密切相关。临床上常见的有如下几种男性内分泌异常情况。

①原发性睾丸功能衰竭

除遗传性疾病外，还包括强直性肌营养不良症、隐睾、睾丸炎等。

②继发性睾丸功能衰竭

如性幼稚—嗅觉丧失综合征、高催乳素血症、血色素沉着症、肥胖性生殖无能综合征等。

③其他内分泌异常

如肾上腺疾病、甲状腺疾病、糖尿病等。

输精管梗阻

①原发性梗阻

包括附睾先天性缺陷、输精管先天异常、射精管先天异常等。

②继发性梗阻

如感染、手术或意外损伤、附睾肿瘤等。

免疫性不育

主要是抗精子抗体引起的男性免疫性不育。

性交或射精障碍

在男性不育的原因之中，也包括性方面的问题，如某些"不育"症，实际上是不懂生育，也就是性生活不正确或不正常，当然不会生育。因性问题引起的不育有以下两种情况：一是性功能正常，而性交方法和时间掌握不当；二是性功能障碍，使性交不能正常进行。

精索静脉曲张

在青年男性中，精索静脉曲张的发病率约为15%。近年来研究表明，精索静脉曲张是男性不育的重要原因之一。在男性不育患者中，精索静脉曲张性不育占15%～20%。

生殖道感染

生殖道感染包括特异性感染和非特异性感染两类。不论哪类生殖道感染，均可降低睾丸生精功能，阻塞输精管道。影响附性腺的功能，亦是导致男性不育的原因之一。

不良习惯与嗜好

①抽烟

科研调查数据显示，抽烟是男性精子数量下降的最主要因素，大量吸烟的男子容易患不育症。

②饮酒过量

过量的饮酒可导致男性精子质量下降，影响受孕。

③手机辐射

手机长期放在裤兜里，睾丸就会受到手机辐射，从而影响精子的生成与精子质量，是男性不育的影响因素之一。

④麻醉剂

麻醉剂和毒品等对男性精子也有极大危害，而且危害还会持续很长时间。

⑤穿紧身裤

常穿紧身裤，特别是过紧的牛仔裤，会提高阴囊温度，伤害精子，对男性生育能力有损害。

高温环境

①常洗桑拿

因为高温蒸浴可直接伤害精子，并抑制男性精子生成，所以，常洗桑拿影响男性生育能力。

②高温作业

长期在高温环境下工作，对精子生成不利，可能会影响生育功能。

药物与杀虫剂

①药物

药物中的镇静剂、安眠药、抗癌药物，化学药物中的白消安、激素类药等有碍于精子的生成，因此男性应尽量避免长期、大量接触这类有害物质。

②杀虫剂

生活中常用的杀虫剂的主要成分为拟除虫菊酯，这类物质可以使男性的前列腺对睾丸酮的吸收降低，并可改变类固醇激素在附属性腺中的代谢与结合，从而影响精子的生成。

③洗洁精

洗洁精是由烷基苯磺酸钠、脂肪醇聚乙烯等化学成分合成的，这些特质从理论上讲无毒，但有些有害物质的单体可通过皮肤、消化系统进入体内，被人体吸收。当这些有害物质在人体内达到一定量时，就会危害人的身体健康，尤其是男性的生殖系统，更容易为其所侵害。

其他方面

①营养

精子的制造与生长都需要丰富的营养，营养不良或人体必需的微量元素或维生素缺乏，会引起精子发育不良，甚至死亡，还会影响男性的性欲及性功能。

②开车久坐

长期开车或者久坐不动会压迫盆腔，引发供血不足，血氧量减少，使能量、营养物质减少，造成精子活力下降。

③超重和肥胖

超重和肥胖者不仅精液量（精子数量）较少，而且正常精子数量也不多。

为什么肥胖会影响男人的精子数量和质量？现在有一些理论和假说，其中得到认同的有三种。

第一种是脂肪组织会影响到性激素代谢，由此可能妨碍精子的生成，影响精子质量。

第二种是温度可能对精子生成造成负面影响。人的正常体温是37℃左右，而精子生成的最佳温度要比正常温度低2℃。

第三种是肥胖男子脂肪较多，因而他们的体温比正常人更高。阴囊部位的温度高，会直接影响睾丸的生精能力，造成精子生成减少。即使精子生成数量不受影响，但生成后的精子质量也会受影响。

疾病因素

以下疾病不仅直接影响孕妇的健康，而且怀孕后也影响胎儿的成长与发育，准备怀孕的夫妇一定要加以重视，待疾病治愈后再怀孕。

贫血

怀孕前如果贫血，怀孕后因胎宝宝生长发育的需要，孕妈妈对铁的需求量会大大增加，再加上早孕反应影响饮食摄入不足，这些都会使贫血加重。重度贫血可致胎宝宝宫内发育迟缓、出现早产甚至死胎，可使孕妇发生贫血性心脏病、心力衰竭、产后出血、产后感染等。贫血直接影响孕妇的健康，更不利于胎宝宝的成长。因此，计划怀孕的女性如患有贫血，应在贫血得到治疗并已彻底纠正后再怀孕。怀孕后还要定期检查、加强营养，多吃含铁丰富的食物，如动物肝脏、动物血、蛋类等。

内科疾病

①心脏病

妊娠母体血液循环会发生一系列变化，主要是血容量、心排出血量逐渐增加，妊娠32～34周达高峰；心率逐渐增加，平均增加约10～15次/分。患有心脏病的孕妇血容量与血流动力学变化增加了心力衰竭的风险，易导致缺氧，严重者可引起流产、早产、胎儿生长发育受限、新生儿窒息死亡等。当妊娠合并心脏病可同时伴有静脉压增高及瘀血，有可能发生血栓脱落，诱发肺栓塞，这是妊娠期死亡重要原因之一。

所以患有心脏病的女性在孕前一定要请医生根据心脏病种类、病变的程度、心功能分级，进行风险评估并充分判断心脏的耐受能力。在医生评估允许的情况下方可怀孕。受孕后应注意休息，避免过多劳累，顺利度过整个孕期。

②肾脏疾病

肾脏疾病非常不利于怀孕。患有这种疾病的女性一旦怀孕，易较早合并妊娠期高血压疾病，可导致胎儿流产、早产等；同时，不利于胎儿发育，更可能危及孕妇本身，导致肾功能衰竭和尿毒症。患有此病的女性，怀孕前一定要积极治疗，在未经过医生的确认之前，不可贸然怀孕。

③高血压

与肾脏疾病相同，孕前患有高血压在怀孕后易出现妊娠期高血压疾病。患有此病的女性怀孕前应该积极治疗，保持血压的稳定，在医生指导下怀孕。怀孕后必须注意孕期保健及定期检查，采取低盐饮食，防止妊娠高血压疾病危及生命的情况发生。

④糖尿病

那些原来就有潜在糖尿病倾向的女性，怀孕后可出现孕期糖尿病。无论是原本就患有糖尿病的女性，还是怀孕后出现糖尿病的孕妇，都可能并发妊娠期高血压疾病。如不能很好地控制病情，可以导致流产、早产，甚至出现死胎，或有分娩巨大儿的可能。因此，这类女性应在怀孕前向内分泌医生咨询，采用合理的饮食疗法及相应的药物治疗，在医生的监护下怀孕与分娩，预防母婴并发症的发生。

传染病

①结核病

女性怀孕前如果患有开放性传染的结核病，怀孕后可致胎儿流产、早产，而孕期的抗结核药物治疗，有可能影响胎儿的发育。因此，应在结核病治愈后再考虑怀孕。这一点计划怀孕的夫妇一定要谨慎对待。

②肝炎

患过肝脏疾病的女性，怀孕前应在医生指导下做相应检查。有些类型的肝炎可通过胎盘垂直传播给胎儿，如乙型肝炎等。同时，怀孕会增加肝脏负担，可加重肝功能的异常。但并不是患有肝脏疾病就绝对不能怀孕和分娩。患有肝脏疾病的女性一旦怀孕，应在医生的正规治疗和指导下进行孕期保健，并严密监测肝功能、凝血功能的指标。

③性病、艾滋病

如果夫妇一方在怀孕前曾患有性病，如疱疹病毒感染，经过正规的治疗，在孕期不再复发或未发生新的感染，可以有正常的妊娠。如果在孕期发生感染或复发，或病毒培养呈阳性反应，对宝宝会有很大的危害，可以导致胎儿发育迟缓，分娩后便可在宝宝的眼睛、口腔和皮肤黏膜等处出现疱疹病毒感染的征象。因此，夫妻双方在怀孕前要彻底进行治疗。如果患有艾滋病，应听从医嘱。

④不讲卫生

支原体、衣原体感染会造成炎症。在女性生殖道中，衣原体最容易侵犯的部位是子宫颈，可引起局部炎症，并可由此向上蔓延，引起子宫内膜炎、输卵管炎，还可导致分泌物增多，宫颈黏液、阴道黏液的改变，使精子的生存和运动都有一定障碍。有报道证实，在17例因盆腔感染合并输卵管不通而致的不孕中，11例被检出衣原体感染。可见衣原体感染是引起女性不孕的原因之一。另外，衣原体、支原体感染还会造成精子畸形，导致精子发育、运动受到障碍，精子形态也将发生变化，从而影响精子的运动，造成精子活力不强。

衣原体感染不仅可通过性生活传播，还可通过手、毛巾、衣物、洗浴用品等接触传播。因此在日常生活中，男女双方都应讲究卫生，不要混用生活用品，如果有一方感染了衣原体，在治愈前最好不过性生活，以免传染给对方，导致不孕。

泌尿系统疾病

患有膀胱炎、肾盂肾炎等泌尿系统疾病的女性一旦怀孕，会使病情加重。因此，如果计划怀孕，一定要在彻底治愈后再怀孕，尽量避免怀孕中疾病的复发。

心理因素

悲观心理

有些夫妇，原本结婚时夫妻感情很好，但由于婚后不孕，让他们觉得人生似乎失去了亮丽的色彩，悲观厌世，对性生活也失去了兴趣，以致夫妻性生活不和谐，进一步增加了受孕的难度。

抑郁心理

不孕症病人往往精神疲惫、抑郁易怒、胸闷乳胀、四肢无力、腹部胀气、精神负担重，抑郁成疾成为不能受孕的原因之一。

焦急心理

有的夫妇盼子心切，病急乱投医。听说某地名医有祖传秘方，就慕名登门求医；听说远方有某名医治疗不孕（育）症有高深造诣，千里寻医在所不惜。患者东碰西撞，缺乏规范的检查和治疗，贻误了最佳治疗时机，以致不孕或不育。

恐惧心理

某些神经质类型患者，由于多方面的原因，对性刺激敏感，性交怕痛，甚至恐惧性交，出现阴道痉挛，无法进行性生活，往往造成多年不孕。

紧张心理

一些不孕症病人，远地去接受"人工授精"，由于旅途劳累，环境变迁，精神紧张，往往影响受孕成功率。现在有很多新婚夫妇选择旅行结婚，由于居住环境改变，有些男性会精神紧张，出现暂时性阳痿，如果缺乏性知识，心理压力无法解除，日后可发展至难治性阳痿，导致不孕。

怕羞心理

一些高龄不孕不育夫妇，当询问他们为什么这么晚才想要孩子，为什么这么晚才找医生，他们往往叙述有结婚多年不孕史，由于思想闭塞、存有怕羞心理，不敢到医院检查，等年龄大了，心里着急，才硬着头皮去看医生，耽误了治疗时机。

"幻想"心理

有些女性结婚多年不孕，盼子心切，积思成疾。这类女性会出现闭经，继而恶心呕吐、食欲不振，类似早孕反应，停经4～6个月时自觉出现"胎动"，继而脂肪肥厚，腹部膨隆，此即所谓"幻想妊娠"，其实此非真正妊娠。怎么会出现这些症状呢？有关研究表明，可能由于这种心理因素，通过下丘脑—垂体—性腺轴，破坏了体内正常的内分泌环境，引起了体内的孕激素增高，而使排卵抑制，故出现闭经。由于心理矛盾可转换成躯体症状，故可表现恶心、呕吐、胎动等症状，医学心理学上称为"转换性癔症"。

▶ 中医对不孕症的认识

中医依据望、闻、问、切"四诊"所取得的病史资料、临证所见，结合现代医学的检查结果进行辨证，从整体观念论治不孕（育）症。

女性不孕症

病因

中医对女性不孕症的认识，在《广嗣纪要·择配篇》中有"五不女"之记载，即螺、纹、鼓、角、脉等先天因素或后天因素的论述。

"螺"系指阴户外纹似螺丝样,旋入内难交合;"纹",又称纹阴,指阴户小如箸头大,只可通,难交合;"鼓",也称鼓花头,言阴户绷急似无孔;"角",又谓之角花头,乃阴核过大,性欲一动,亦能自举,状如阴中有角,故以角症名之。以上四种就是女性生殖道畸形,会直接影响性生活。脉,指月经不调或闭经。

中医学认为女性不孕多为先天禀赋不足、房事不节、肾精不充、冲任脉虚,或肾阴不足、胞宫虚冷,或素体虚弱、阴血不足、胞脉失养,或情志不畅、肝气郁结、气血失和,或素体肥胖、恣食膏粱厚味、脾肾阳虚、蕴生痰湿、气机阻滞、冲任不通,或血淤凝结,症瘕积聚,积于胞中等引起。

中医辨证

①肾阳虚不孕

常见初潮晚、月经后期、经行量少、色黯不鲜,甚至闭经,平时白带量多、腰膝酸软、腰骶部不温、腹冷肢寒、夜尿频、性欲淡漠、面色晦暗、苔薄白而滑、脉沉细而弱或沉迟无力。

②肾阴虚不孕

月经先期或后期、经量少或闭经、经色红无血块、形体消瘦、头晕目涩、耳如蝉鸣、腰膝酸软、五心烦热、舌质嫩红、脉细数无力。

③血虚不孕

经行延后、量少色淡或闭经，面白无华或萎黄、头晕目涩、心悸怔忡、皮肤不润、舌淡、苔薄、脉细弱。

④肝郁不孕

求子心切而情志不调、精神抑郁、心烦易怒、月经紊乱、先后无定期、量多少不定、经前乳房胀痛、胸胁不舒、少腹胀痛、舌淡暗、苔薄白、脉弦。

⑤血瘀不孕

经行后期、量多少不定、经色紫黯、有血块、经行不畅，甚或漏下不止，少腹痛疼拒按、经前剧痛、舌质紫暗或有瘀点瘀斑、脉弦涩。

⑥痰湿壅盛不孕

形体肥胖、面色㿠白、月经紊乱、带下量多且色白稠黏、头晕心悸、胸闷泛恶、舌淡胖、苔白腻、脉滑。

⑦宫寒不孕

小腹清冷、喜暖、月经错后、量少色黯、夹有血块、经期小腹冷痛、带多质稀、苔薄滑、脉沉紧或沉迟。

男性不育症

病因

中医认为，本病的发生原因，一为先天生理缺陷，二为后天病理变化。以上二者均能致男性生殖器官器质性病变及性功能障碍，进而引起不育。男性不育与人体脏腑、经络、精、气、血都有关联。脏腑方面，与肾、肝、脾三脏关系密切，因肾藏精、主生殖；肝藏血，精血互生，肝主筋，前阴乃宗筋所会而成阴器，只有肝血下达冲任，宗筋气血才能充盈而振起，方能正常交媾；脾主运化，化五脏六腑之精气，藏之于肾，使肾精源源得以补充。经络为沟通脏腑与阴器间的通道。精、气、血化生于水谷，为人体生命物质基础。

男性不育症所涉及的病因较多，其病因之间相互关联亦较复杂，但主要应着眼于肾、肝、脾三脏功能，并注意详审其病情新久，精、气、血的虚实为重点，对于经络不通导致宗筋病变及阴器的异常亦应详查。

中医辨证

①肾虚不育

婚久不育，阳事不举，或遗精早泄、精液量少、清稀，伴腰膝酸软、头晕耳鸣、健忘失眠、心悸、舌质淡，苔薄白，脉沉细无力。

②脾虚不育

婚久不育，伴食少纳呆、倦怠乏力、形体消瘦、心悸少寐或见精液清稀，舌质淡红，苔薄白，脉沉缓。

③肝热不育

婚后久难致育，伴心烦口苦、烦躁易怒、阳强易举、遗精早泄、精液量少质稠、排尿排精疼痛、便干溲黄，舌红，苔黄，脉沉弦数。

PART 2

女性不孕的预防与治疗

▶ 要想怀孕，先要调好月经

异常子宫出血（AUB）

异常子宫出血其实就是月经不调或月经失调，是妇科常见疾病。

我们先来了解一下什么是正常的子宫出血，也就是何为正常月经。

许多女性朋友可能不知道月经究竟怎样才算正常，对于正常的月经，请大家记住以下几点。

月经周期：是判断女性月经是否正常的最简单的一个指标。每个女性的月经周期都不尽相同，从21～35天不等，也有人40天来一次月经。但只要有规律，均属于正常。青少年因为月经轴还没建立成熟，周期在21～45天也算是正常的。

月经血量：女性每次月经量的多少因人而异，一般在20毫升～70毫升都算正常。

行经时期：女性的经期一般为3～7天，出血量多的时候集中在前3天，以后逐渐减少，直到经血干净为止。有的人经血干净以后，过一两天又来了一点儿，俗称"经血回头"，这也是一种正常现象。但是，有的人经期长达10～20天，月经淋漓不尽；有的经期极短，只是"一晃"即过。这两种现象都是不正常的。

经血颜色：是判断女性月经是否正常的指标中较重要的一个。正常的经血是暗红色的，黏稠无凝血块。如果经血稀薄如水，呈现粉红色、黑色或紫色，或经血完全是凝血块，都是不正常的。

以上几点告诉我们，月经因人而异，不都是"一月一来"，有自己的周期、经量适中、颜色正常，那就是正常的月经。否则就是异常子宫出血（月经不调）。

无排卵性异常子宫出血

无排卵性异常子宫出血又叫无排卵型功能失调性子宫出血。生育期的无排卵性异常子宫出血可因多囊卵巢综合征、肥胖、高泌乳素血症、甲状腺及肾上腺疾病引起，可引起不孕。

无排卵性子宫出血常见于青春期、绝经过渡期，生育期也可发生。

无排卵性子宫出血，根据体内雌激素水平的高低和持续作用时间长短，以及子宫内膜对雌激素反应的敏感性，子宫内膜可表现出不同的增生性变化，少数可呈萎缩性改变。

少数无排卵女性可有规律的月经周期，临床上称"无排卵月经"。但多数不排卵女性表现为月经紊乱，失去正常周期，出血时间长短不一，几日或数月，出血量多少不一，多者大量出血，易贫血和休克。

排卵性异常子宫出血

排卵性异常子宫出血较少见，患者有周期排卵，多见于黄体功能不足，月经中期有卵泡发育及排卵，黄体期孕激素不足或黄体过早衰退，导致子宫内膜分泌反应和黄体萎缩。患者表现为月经周期缩短，不易妊娠或易流产。

下丘脑—垂体—卵巢轴功能失调引起的卵巢排卵障碍，是月经病和不孕的主要原因。有些患者虽然排卵，但黄体功能不足，也能引起月经病和不孕。医生会根据患者情况选择不同的促排卵药物，改善卵巢的功能或代替垂体及下丘脑的部分功能。

异常子宫出血还可采用物理疗法、手术治疗、腹腔镜疗法等。

子宫内膜异位症是导致月经不调、痛经常见的疾病。异位的子宫内膜随着月经周期的变化周期剥脱，会使患者出现周期性、持续加重的腹痛，痛苦不堪。由于子宫内膜异位症的临床表现变异很大，往往给诊断造成一定的困难。腹腔镜技术的出现有效地解决了这一问题。子宫内膜异位病灶有其典型的外观，因此在腹腔镜检查中可以很容易看到并取得活体检查的组织标本，并且在诊断的同时还可以做电凝破坏异位病灶，在对周围器官无任何损伤的情况下去除病因。因此，腹腔镜微创技术是目前国际上公认的子宫内膜异位症诊疗的"金标准"。

还有一些原因引起的排卵性异常子宫出血这里就不再赘述，患者可根据具体情况及时就医。

温馨
提示

月经过多的病因

根据国际妇产协会（FIGO）的标准，月经过多是指月经量>80毫升。月经经量过多会影响女性的身体健康、情感生活、社会活动和物质生活等方面，也可能引起不孕。各种原因导致的异常子宫出血（AUB）均可表现为月经量过多。

子宫内膜息肉：部分患者可表现为月经量过多，这与子宫内膜面积增加、子宫内膜增生有关。大的子宫内膜息肉可突入宫颈管和阴道，易感染坏死。

子宫内膜腺疾病：异位内膜在子宫肌层多呈弥漫性生长，子宫肌层纤维增生从而影响子宫收缩，导致月经量过多。

子宫肌瘤：多见于黏膜下肌瘤，宫腔增大，子宫内膜面积增加并影响子宫收缩。

不典型增生和子宫内膜恶变：子宫内膜不典型增生、子宫内膜癌等均可导致月经量过多，其机制与雌激素长期作用于子宫内膜而无孕激素对抗，发生子宫内膜增生症，继而癌变有关。

凝血障碍：多种导致凝血功能异常的全身性疾病可引起月经量过多。

排卵障碍：主要原因为女性下丘脑—垂体—卵巢轴功能异常，包括稀发排卵、无排卵及黄体功能不足。

子宫内膜局部异常：可能与子宫内膜出血自限机制缺陷、子宫内膜纤溶亢进或血管舒张因子异常有关。

医源性疾病：包括放置宫内节育器、使用含雌激素的中药等。宫内节育器（IUD）是我国育龄女性主要避孕措施，其副作用主要表现为经量增多、经期延长、不规则阴道流血，一般3~6个月后逐渐恢复。

未分类：未分类的一些原因，如子宫动静脉瘘，是导致严重的月经量过多的重要原因。

月经过少的原因

月经量少，是指女性月经周期正常，部分患者出现点滴即净现象。对于生育年龄女性而言，如未及时加以干预治疗，有可能发展为闭经，同时还会影响女性的生育，造成不孕症状。即使怀孕也可能因缺乏足够的营养物质和经血维持胎儿的生长发育，继而导致流产、胎死腹中。因此，必须了解月经量过少的相关因素。

患者月经过少的相关因素，如宫腔粘连、工作压力大、多囊卵巢综合征、生殖道畸形、卵巢早衰、高泌乳素血症、子宫内膜结核、慢性子宫内膜炎、子宫内膜异位症等。

闭经

闭经是妇科疾病的常见症状，表现为无月经或月经停止。根据既往有无月经来潮，分为原发性闭经和继发性闭经两类。原发性闭经指年龄超过14岁，第二性征未发育；或年龄未超过16岁，第二性征已发育，月经还未来潮。继发性闭经指已建立正常的月经规律，但后来因某种原因导致月经停止6个月，或按自身原有月经周期计算停止3个周期以上者。

按生殖轴病变和功能失调的部位分类，闭经可分为下丘脑性闭经、垂体性闭经、卵巢性闭经、子宫性闭经以及下生殖道发育异常导致的闭经。世界卫生组织将闭经分为三型：Ⅰ型为无内源性雌激素产生，促卵泡激素（FSH）水平正常或低下，催乳素（PRL）水平正常，无下丘脑—垂体器质性病变的证据；Ⅱ型为内源性雌激素产生，FSH及PRL水平正常；Ⅲ型为FSH升高，提示卵巢功能衰竭。

按照继往有无月经来潮可分为原发性闭经和继发性闭经。原发性闭经较少见，多为遗传原因或先天性发育缺陷引起。约30%患者伴有生殖道异常。根据第二性征的发育情况，分为第二性征存在和第二性征缺乏两类。继发性闭经发病率高于原发性闭经，下丘脑闭经、垂体性闭经、卵巢性闭经、子宫性闭经等均为继发性闭经。

闭经的诊断

首先要寻找闭经的原因，找出下丘脑—垂体—卵巢轴的调节失常究竟发生在哪个环节，然后才能确定是哪一种疾病引起的。

询问病史：医生会详细询问患者的月经史、初潮年龄、月经周期、经期、经量等，了解患者生长发育史、家庭史、幼年健康情况、有无先天性缺陷或其他疾病、服用过哪些药物，已婚女性则需注意其生育史、产后并发症等。另外，还要询问患者发病前的情况，有无任何导致闭经的诱因，如精神因素、环境改变、各种疾病等。

体格检查：应对全身进行检查，如发育是否正常，有无畸形，还要测量身高，体重，四肢、躯干的比例，智力、营养和健康情况。妇科检查内外生殖器的发育有无缺陷、畸形，以及有无第二性征，如毛发分布情况、乳房发育、有无乳汁分泌等。

子宫功能的检查：主要用于了解子宫、子宫内膜及其功能。

诊断性刮宫及子宫内膜组织检查：多适用于已婚女性，用以了解宫腔是否通畅，宫腔的深度和宽度。刮取子宫内膜送病理检查，以了解子宫内膜对卵巢激素反应的周期性变化，排除结核性子宫内膜炎的可能，必要时对刮出物进行结核菌培养。

子宫、输卵管碘油造影术：了解子宫腔的形态、大小、有无畸形以及输卵管情况。

内窥镜检查：腹腔镜检查可直接窥视子宫、输卵管、卵巢等，并可直视下取活体组织进行检查。有时还需做宫腔镜检查，观察子宫腔及其内膜有无粘连、畸形、病变，并查看内膜的薄厚，必要时取内膜组织送病理检查，观察子宫腔有无畸形等。

药物性试验

孕酮试验：每日肌注黄体酮20毫克，连续3～5天；每日口服醋酸甲羟孕酮10毫克，连服5天。停药后3～7天出现撤药性流血者表明为阳性结果，提示子宫内膜有功能，已受一定水平雌激素的影响，对孕酮起反应而剥脱。

雌激素试验：如孕酮试验阴性（说明患者体内雌激素水平低，故对孕酮无反应），可做雌激素试验。即患者每日服己烯雌酚1毫克，连续20天，或肌注苯甲酸雌二醇，隔日注2毫克，共注5次。停药后2～7天出现撤药性流血，提示子宫内膜对激素有正常反应，而且宫腔通畅。

卵巢功能的检查

阴道脱落细胞检查：观察表、中、底层细胞的百分比，表层细胞百分率越高，反映雌激素水平越高。

子宫颈黏液结晶检查：如涂片上见羊齿状结晶，羊齿状结晶越明显、越粗，提示雌激素作用越显著。如涂片上见成排的椭圆体，提示在雌激素作用的基础上已有孕激素的影响。

基础体温测定：如月经周期的后两周基础体温较前两周上升0.4℃～0.6℃，视为双相型，提示卵巢内有排卵和黄体形成，说明卵巢功能基本正常。

测定血液中雌激素、孕激素的含量：如雌激素、孕激素含量低，提示卵巢功能不正常或衰竭。

垂体功能检查：如雌激素试验阳性，则提示患者体内雌激素水平低。但雌激素缺乏可能是由于卵巢功能低下，也可能是由于体内促性腺激素缺乏以致卵巢不分泌甾体激素，故需进一步检查垂体的功能。

其他检查

如疑为其他内分泌功能失常或发育畸形等，则应做有关的生化、病理检查，如染色体核形及分带分析、盆腔充气造影、有关部位的B型超声检查等以辅助诊断。

闭经的治疗

女性生殖器官是人体的一部分，全身健康将影响生殖器官的健康，故治疗闭经应先纠正患者的全身健康情况，在身体健康状态良好的情况下再有针对性地治疗。

病因治疗：找到引起闭经的器质性疾病给予合理的治疗。例如，结核性子宫内膜炎应进行抗结核治疗；宫腔粘连患者应扩张宫腔并放置节育环，以防再次粘连；垂体或卵巢肿瘤在确诊之后，要根据肿瘤的部位、大小、性质确定治疗方案，选择手术、放疗、化疗或其他综合治疗措施。

性激素补充疗法：对先天性卵巢发育不良、卵巢功能受损或破坏以致早衰者可用激素补充疗法。一般应用性激素后，出现月经样的周期性撤药性出血，一方面纠正患者的生理和心理状态，另一方面促进生殖器官和第二性征有一定程度的发育。

小剂量雌激素周期治疗：其作用是促进垂体功能，分泌黄体生成素，从而增加卵巢分泌雌激素，并促进排卵。

雌激素、孕激素序贯疗法：其作用是抑制下丘脑—垂体—卵巢，停药后月经可能恢复并排卵。

雌激素、孕激素合并治疗：其作用是抑制垂体促性腺激素，停药后偶有回跳作用，而使月经恢复并排卵。用口服避孕药每晚服1次，自月经第五天起服，连服22天后停药。下次月经第5天起开始第二疗程，共用3～6周期。

诱发排卵：如卵巢功能未衰竭，并要求生育的患者，可采用激素诱发排卵。

溴隐亭的应用：用以治疗溢乳闭经综合征患者，其作用是抑制促催乳激素以减少催乳素。开始时用小剂量1.25毫克，每天2～3次，如无明显反应即逐渐加量，最大剂量每天不超过10毫克。

中医辨证治疗：从中医的角度看，闭经的发病机理主要是冲任气血失调，有虚、实两个方面。虚者由于冲任亏败，源断其流；实者因邪气阻隔冲任，经血不通。导致闭经的病因复杂，有先天因素，也有后天因素，可由月经不调发展而来，也有因他病致闭经者。常见的分型有肾虚、脾虚、血虚、气滞血瘀、寒凝血瘀和痰湿阻滞。生育期闭经的患者，愿意接受中医治疗的，可到相关医院中医科看医生。

▶ 阴道疾病与不孕

阴道疾病引起的不孕占不孕症的1%～5%。某些外阴阴道器质性或功能性疾病影响了精液或精子进入并储存于阴道内，如外阴阴道先天发育异常（无孔处女膜、阴道发育异常等），或由于外阴阴道内环境变化，如阴道炎，影响了正常精子的功能而致不孕。

阴道发育异常

阴道发育异常包括先天性无阴道、阴道横隔、阴道纵隔、阴道斜隔、阴道部分闭锁、阴道僵硬等。

阴道是性交和精液的容受器官。阴道后穹隆池储存精液和精子，以便精子向上游动进入宫颈和子宫。阴道内环境受卵巢激素的影响，在排卵期呈弱碱性，以利于精子的成活。而阴道发炎时阴道内环境不利于精子的成活，影响精子的活动力和穿透力，减少了进入宫颈和子宫腔内精子的数量，从而降低了受孕率。

先天性无阴道

本病是胚胎在发育期间受到内在或外界因素的阻扰，亦可能是由于基因突变（可能有家族史）引起副中肾管发育异常所致。患者外阴正常，阴道缺失，子宫发育，输卵管细小。

病因：染色体异常；雄激素不敏感综合征；母亲孕早期使用雄激素、抗癌药物等；孕早期感染某些病毒或弓形体寄生虫。

症状：约有1/10病人可有部分子宫体发育，且有功能性子宫内膜，青春期后由于经血潴留，出现周期性腹痛，无月经或直至婚后因性交困难就诊检查而发现。

治疗：先天性无阴道的处理原则是重建阴道。

人工阴道成形方法多种多样，但至今还没有非常理想的成形手术，主要应根据病人具体情况制订手术方案。近年随着显微外科手术的进展，已有应用带血管的肌皮瓣覆盖腔穴，为此项手术开辟了新途径，其利弊还需要推广后始能得出结论。

阴道纵隔

纵隔将阴道均分为二，形成双阴道。个别患者中隔偏离中线，与阴道侧壁融合，形成阴道斜隔。

病因：阴道纵隔为双侧中肾旁管融合后，其中隔未消失或未完全消失所致。常合并双宫颈、双子宫。

症状：阴道纵隔一般无症状，直至婚后因性交困难就诊时发现，也有部分患者因其他妇科疾病行妇科检查时发现，有的甚至是分娩时胎先露下降受阻才发现。

治疗：无症状者可暂不手术治疗；有症状者可行纵隔切除；若已临产阻碍胎先露下降，可以沿隔的中线将其切断，待分娩后再做细致处理。

温馨
提示

阴道纵隔的危害

影响夫妻生活

纵隔一般附着在阴道前、后壁的正中线上，纵向行走，使阴道狭窄、性交困难，严重影响夫妻生活。

阴道纵隔性不孕

指由于体内的两侧副中肾管会合后，中隔未消失导致完全纵隔而形成双阴道。通常情况下，一旦发生阴道纵隔常合并子宫畸形，导致不孕的发生。

阴道横隔

系胚胎期由泌尿生殖窦——阴道球向头端增生、增长演变而成的阴道板，自下而上腔道化时受阻，未贯通或未完全腔化所致。

一般阴道横隔都发生在阴道较高段，而且部分闭锁，可不影响性生活，并可以受孕，但在分娩时会影响胎儿娩出；一旦横隔发生在阴道较低段，就会影响性生活，如完全闭锁时，其症状与处女膜闭锁大同小异。

病因：常发生于阴道上、中1/3交界处，因两侧副中肾管尾端与尿生殖窦相接处未被贯通所致，影响阴道液与经血排出。

临床表现：横隔厚度有很大差别，有的很薄，似纸，有的则较厚（1厘米~1.5厘米）。有无临床症状出现，完全按隔膜有无小孔而定。

阴道横隔应与处女膜闭锁相鉴别，根据症状以及妇科检查不难鉴别，但如完全闭锁时，其症状与处女膜闭锁大同小异。

治疗：无症状者或隔膜较薄者可暂不行手术治疗；位置低、性生活不满意或不孕者，以小孔为据点，向四周做"X"形切开并分离黏膜片，切开后修整创面；无孔者明确诊断后及时手术，以穿刺针为中心，做"X"形切开并修整。

处女膜闭锁

处女膜闭锁又称无孔处女膜，临床上较常见。处女膜闭锁的女性其内生殖器大多发育正常，在进入青春发育期后，子宫仍然每月有一次月经产生。由于阴道口被处女膜封锁，经血便不能流出，积于阴道子宫内，甚至可以通过输卵管倒灌入腹腔，输卵管黏膜被积血挤压破坏，失去输送精子、卵子和受精卵的功能，从而不能怀孕。此外，经血倒流入腹腔，可引起子宫内膜异位症和腹腔粘连，导致剧烈腹痛。

病因： 处女膜闭锁系胚胎发育期间泌尿生殖窦未被贯通所致。

症状： 在青春期初潮前一般没有症状。初潮后由于处女膜闭锁而导致经血无法排出。最初经血只积存在阴道内，多次月经来潮后，经血逐渐积聚，造成子宫、输卵管积血，甚至腹腔内积血。

绝大多数处女膜闭锁患者临床上表现为青春期后出现逐渐加剧的周期性下腹痛，但无月经来潮。严重者伴有便秘、肛门坠胀、尿频或尿潴留等症状。

治疗： 确诊后应立即手术治疗。术后留置导尿管1～2日，外阴部置消毒会阴垫，每日擦洗外阴1～2次，直至积血排净为止。术后给予抗感染药物。

阴道炎症

阴道炎症，是指阴道黏膜及黏膜下结缔组织所发生的炎症，是妇科门诊中常见的疾病，包括滴虫性阴道炎、霉菌性阴道炎等。

危害

造成不孕：正常情况下，阴道内的菌群比较平衡，酸碱度比较均衡（pH值大概在3.8～4.5）。这种适宜精子暂时存留、通过的环境，是非常重要的，一旦这种环境被破坏，就容易发生不孕。如果患了细菌性阴道炎，阴道的pH值会超过4.5，阴道内环境酸碱度的改变会使精子的活动力受到抑制。另外，致病菌会吞噬精子，且患细菌性阴道炎时，阴道内分泌物大量增多，分泌物中含有大量的白细胞，这些都会妨碍精子的成活，使精子数量减少。精子本来数量少、活动力差者，就很有可能引起不孕。另外，一旦炎症上行，感染到宫腔，造成输卵管炎、盆腔炎等，也会造成不孕。当然，如果积极治疗，是可以再次怀孕的。

影响胎儿发育：细菌性阴道炎对于患者自身的危害是可想而知的，除了会给母体的生殖健康造成麻烦外，细菌严重感染的患者还会影响正常的工作和学习。在妊娠期间，这种危害自然增大，因为还会危及胎儿，轻则引起胎动不安，重则导致早产、流产。

此外，有学者通过大量的临床观察，认为本病与未足月胎膜早破及宫内感染有直接关系。很显然，这种情况对优生优育是极其不利的。

诱发其他疾病：细菌性阴道炎可诱发生殖器感染、盆腔炎、肾周炎、性交痛等疾病。

影响生活质量：得了细菌性阴道炎，会伴有外阴瘙痒等症状，对女性的生活和工作会造成诸多的不便和影响，也会影响到夫妻生活。

病因

正常、健康的女性，其阴道对病原体的侵入有自然防御功能，只有当阴道的自然防御功能遭到破坏时，病原体才易于侵入，导致阴道炎症。幼女及绝经后女性由于雌激素缺乏，阴道上皮薄，细胞内糖原含量减少，阴道pH值高达7左右，故阴道抵抗力低下，比青春期及育龄女性易被感染。

症状

阴道炎临床上以白带的性状发生改变以及外阴瘙痒、灼痛为主要临床特点，也有人有性交痛，感染累及尿道时，可有尿痛、尿急等症状。常见的阴道炎有非特异性阴道炎（细菌性阴道病）、滴虫性阴道炎、霉菌性阴道炎、老年性阴道炎。

非特异性阴道炎（细菌性阴道病）：非特异性阴道炎是由一般病原菌，如变形杆菌、链球菌、葡萄球菌、大肠杆菌等引起的阴道炎，约有10%～50%的患者无症状，如果有症状，多为鱼腥臭味的灰白色的白带，阴道灼痛感、瘙痒等。

妊娠期细菌性阴道病常可引起绒毛膜羊膜炎、羊水感染、胎膜早破、早产及剖宫产后或阴道产后子宫内膜感染等。

滴虫性阴道炎：由阴道毛滴虫感染引起，通过性交传播或间接传播（经浴池、浴盆、游泳池、衣物、敷料及污染的器械等传播）。表现为白带增多，可为稀薄浆液状，灰黄色或黄绿色，有时混有血性，20%白带中有泡沫。外阴有瘙痒、灼热，性交痛也很常见，感染累及尿道口时，可有尿痛、尿急，甚至血尿。

滴虫能消耗上皮内糖原，改变阴道内的pH值，妨碍乳酸杆菌生长，所以，引起继发性细菌感染时白带会呈草绿色，有臭气。

霉菌性阴道炎：霉菌性阴道炎是由白色念珠菌感染而引起的，和滴虫恰恰相反，这种念珠菌在酸性环境中特别容易生长，一般是通过性接触传播。最常见的症状是白带多，外阴及阴道灼热、瘙痒，如果波及尿道，也可有尿频、尿急、尿痛等症状。

诊断

通过常规妇科检查，做出初步诊断，并取分泌物做必要的检查。

治疗

非特异性阴道炎：将四环素和磺胺噻唑制成栓剂，置入阴道深部，每晚一次，共10日；口服敏感抗生素。有全身感染者，可静脉用药。

滴虫性阴道炎：口服抗生素及阴道内放置甲硝唑栓，7～10天为一疗程，或用1%乳酸液冲洗外阴。患者丈夫也应同时治疗，在治疗期间应避免性生活。此外，患者应注意个人卫生，避免不洁性交和交叉感染。

霉菌性阴道炎：口服抗霉菌药物，也可将制霉菌栓塞入阴道。治疗期间避免性生活，勤换内裤，洗涤用具均应用开水烫洗等。

中医辨证治疗

阴道炎症属于中医的"带下""阴痒"的范畴。中医辨证分脾湿下注型、肝经湿热型、肝肾阴亏型等证型。治疗原则分别为健脾、除湿、止痒；清热解毒、燥湿止痒；滋阴降火、养血活血。

　　在内服中医汤剂的同时，可根据病情给予外用熏洗方药，并按照医嘱正确使用。

延 伸 阅 读 ···

罹患阴道炎症的四大元凶

　　阴道所处的解剖位置对阴道自洁十分不利，它内通子宫颈，外连会阴，又与尿道和肛门毗邻。所以，如果忽略阴道和周围器官的清洁卫生，就很容易诱发各种阴道炎。

　　元凶之一，少女"初潮"不注意卫生。

　　青春期女子首次来月经时，出于少女的羞怯和对月经的朦胧认识，往往不懂得或不注意经期卫生，慌乱中滥用了不洁净的卫生用品，引起阴道炎。

　　元凶之二，常穿紧身裤所致。

　　很多年轻女性在穿着打扮上追求时髦、新潮和性感，喜欢穿显露体形曲线美的涤纶丝三角内裤、弹力健美裤、牛仔裤。由于这类裤子紧裆、包臀，裤料为化纤织物又密不透风，适宜细菌滋生繁殖，引起阴道炎。

　　元凶之三，过敏惹的祸。

　　有些女青年追求新潮时髦，不仅浓妆艳抹，洗浴后也常在外阴部扑些香粉，洒点香水，特别是夏天更喜欢这样做。香粉、香水所含的化学成分对外阴和阴道黏膜刺激性很大，很容易引起过敏反应而发生阴道炎、外阴炎。

元凶之四，细菌的危害。

由化脓性细菌感染而引起，患者发病前多患有糖尿病、结核病、尤其是因骑摩托或单车上下车过猛发生阴道撕裂伤，未及时就医而感染罹病。

阴道炎患者还能怀孕吗？

阴道炎症都会导致阴道分泌物增多，从而影响精子的穿透能力，对怀孕有一定的影响。患有轻度霉菌性阴道炎，一般对怀孕无妨，但如果患有较严重的阴道炎，则应治愈后再怀孕。如果不及时治疗，胎儿被感染后，皮肤上会出现红斑疹，脐带上会出现黄色针尖样斑，若胎儿从阴道分娩，则有2/3的新生儿发病，出现鹅口疮和臀红。因此，还是治愈后再怀孕比较好。

▶ 排卵障碍与不孕

排卵障碍，即不排卵，是女性不孕症的主要原因之一，约占不孕原因的25%～30%。

排卵障碍除引起不孕外，还可导致月经失调、闭经、多毛、肥胖等症状。另外，如果长期不排卵，性激素代谢紊乱，易发生子宫内膜癌及乳腺癌。所以对排卵障碍应给予足够的重视，并进行积极的检查和治疗。

排卵障碍的原因

下丘脑性排卵障碍

颅内肿瘤压迫：常见为颅咽管瘤。由于肿瘤压迫引起颅内高压、视力障碍、下丘脑和垂体功能异常，并可引起肥胖生殖无能综合征。

卡尔曼氏综合征：为性腺发育不全和功能减退的一种疾病。患者通常会有以下特点：原发闭经；性腺发育不全，生殖器呈幼稚型；染色体正常；雌二醇（E2）水平明显降低或测不到；自幼丧失嗅觉或嗅觉减退，可并发糖尿病。

精神因素：严重的精神疾病、过度紧张可引起应激性的下丘脑—垂体—卵巢轴功能异常，导致排卵障碍。

药物因素：长期服用氯丙嗪等抗精神病药物、避孕药等，也可抑制下丘脑的功能，引起月经紊乱、闭经，可伴有血清催乳素的升高。停药后一般可自行恢复。

其他因素：过轻或过重的体重，以及剧烈运动、神经性厌食可抑制下丘脑的分泌功能，导致无排卵；下丘脑神经核先天发育不良、外伤、颅内感染等原因可导致下丘脑的器质性病变，从而引起排卵障碍。

垂体性排卵障碍

垂体肿瘤、垂体损伤以及其他原因导致垂体病变，均可导致排卵障碍。常见的有如下病变。

①原发垂体单一性促性腺激素释放激素缺乏症

垂体分泌促性腺激素释放激素功能障碍，其他功能正常。临床表现为性腺、第二性征、生殖器官不发育，原发闭经，身高正常或高于正常，内分泌检查提示促卵泡激素（FSH）、黄体生成素（LH）、雌二醇（E2）均低下。

②垂体肿瘤

生长激素肿瘤可大量分泌生长激素（GH），导致排卵障碍，若发病在未成年时，患者表现为巨人症，伴有性腺发育不全和原发闭经。

③空蝶鞍综合征

是造成闭经一溢乳的原因之一，常伴有头痛、视力障碍等症状。

④希恩综合征

由于产后大出血合并失血性休克，导致垂体前叶组织缺血性坏死，表现为闭经、性欲淡漠、性征消退、生殖器官萎缩等。

⑤垂体破坏

缺血、炎症、放射线和手术亦会破坏垂体的功能，导致排卵障碍。

卵巢性排卵障碍

①染色体异常

先天性卵巢发育不全：患者外貌为女性，外生殖器为幼稚型，性腺条索状，无阴毛和腋毛，无月经，乳房发育程度差，但无男性化特征；身材矮小，常合并有其他遗传病典型征象；患者不能生育。

单纯性腺发育不全：是一种罕见的性别发育异常。患者出生时外貌为女性，成年后身材高，原发闭经，乳房及外阴不发育，无性毛，睾丸不发育。文献报道本病恶变率高，40岁以上患者肿瘤恶变率高达80%，一旦确诊应立即切除条索状性腺，以防恶变。

性腺发育不全：性腺一侧为发育不全的睾丸，另一侧为条索状卵巢。临床特征有特纳综合征的表现，部分患者可有阴蒂增大。

②多囊卵巢综合征（pcos）

是生殖功能障碍与糖代谢异常并存的内分泌紊乱综合征。持续性无排卵、雄激素增高和胰岛素抵抗是其主要特征，是生育期妇女月经紊乱最常见原因。多囊卵巢综合征的患者一旦确诊要引起重视，可以通过生活方式调节、饮食控制、运动等方法进行管理，控制疾病发展。

③卵巢早衰

是指40岁前卵巢功能下降，不能分泌足量雌激素。30岁以上的女性1%的概率为卵巢早衰患者。主要表现为继发性闭经、不孕等，不能治愈，不能恢复卵巢功能，只能缓解。

④未破裂卵泡黄素化综合征

是指卵泡生长到一定的时期未破裂，无卵子排卵，但内部发生黄体化。患者有明显的双相基础体温、血浆孕酮水平增高及宫颈黏液变稠等黄体化表现，而B超监测无排卵发生，腹腔镜检查未见排卵孔，是无排卵月经的一种特殊类型，也是女性不孕的原因之一。

⑤卵巢对促性腺激素（Gn）不敏感综合征

又称卵巢抵抗综合征，多与自身免疫有关。患者原发闭经，第二性征和生殖器发育不良，卵巢内有始基卵泡存在，但少有窦状卵泡。性激素检查促性腺激素（Gn）水平升高。

⑥其他因素

放射线、卵巢肿瘤、卵巢切除或组织被破坏、严重的卵巢炎、精神因素也有可能造成卵巢功能衰退而引起排卵障碍。

其他内分泌腺的影响

①甲状腺功能异常

呆小病：有典型的面貌特征。血清T3、T4低下，促甲状腺激素（TSH）明显升高，患者性发育障碍，大都出现原发闭经。

甲状腺功能亢进：因发病较迟，较少引起原发闭经。甲状腺功能轻度亢进导致功能失调性子宫出血，甲亢加重时引起闭经。

甲状腺功能减退：甲状腺功能减退如果未被纠正，会导致男性性功能减退，女性月经周期异常，都会影响到生育。若孕妇的甲状腺功能未控制在妊娠要求范围，会影响胎儿神经系统、骨骼等发育。因此，甲减患者一定要在怀孕前将甲状腺功能控制在妊娠要求范围之内，再考虑生育问题。

②胰岛素依赖型糖尿病（Ⅰ型糖尿病）

患者常伴有卵巢功能低下。有胰岛素抵抗存在的高胰岛素血症患者，过多的胰岛素促进卵巢产生过多雄激素，导致高雄激素血症，从而出现排卵障碍、月经失调，甚至闭经。Ⅱ型糖尿病较少引起原发闭经。

③肾上腺皮质功能异常

肾上腺皮质能分泌多种激素，其中少量的雄激素为女性雄激素的主要来源，但合成过多会使卵巢功能受到抑制，导致女性男性化和无排卵。

排卵障碍的症状及诊断

排卵障碍的症状

要想了解排卵障碍的临床表现，首先应该知道正常排卵是什么样的。

①正常排卵

排卵是一个生理过程，大部分人并没有什么特殊不适感觉，少数人会有下列不适感。

身体不适：排卵时觉得腰酸、下腹轻微疼痛。但出现这些感觉并不一定说明在排卵，因为不少疾病也可表现为腰酸、腹痛。

少量阴道流血：有少数人在两次月经中间会有少量的阴道流血，比月经量少，此即"排卵期出血"，应进行治疗。

性欲改变：有些人表现为性欲增强，容易引起性兴奋，也有的人表现为性欲减退。

白带增多：大部分人到了排卵期白带会明显增多，变得像蛋清一样透明，可以拉长为丝状，如果没有阴痒、黏腻等不适感，不必感到惊慌。

其他：还有的人会感到乳房胀痛、脾气暴躁、情绪低落等。排卵期出现的感觉因人而异，有上述感觉也不意味着排卵。但通常来说，月经刚来潮时会觉得腰酸、下腹痛甚至痛经的人多有排卵，没有排卵的人往往没有痛经。

②排卵障碍

发育情况：体形、体态、毛发、嗓音、乳房发育等第二性征的情况，及颈部、四肢有无畸形等现象，如第二性征发育不良、身材矮小等，且从未来过月经，就可能是卵巢发育不良，从而导致排卵障碍。身材高大、第二性征发育不良则可能是中枢神经引起的性功能不正常。全身毛发增多，可能是卵巢或肾上腺分泌雄激素太多。乳头内有乳汁排出可能是血中催乳激素太多。

月经不调：月经失调、闭经等都是排卵障碍的表现。有无慢性疾病，如结核、贫血和消化吸收不良等，是否动过手术，以往性发育的情况和有无职业性的有毒物质影响等，都可以初步推测是否有影响排卵的病变。

排卵障碍的诊断

①基础体温

无排卵基础体温为单相，有排卵为双相。一般基础体温多在排卵后2～3天上升，少数在排卵日上升，升高幅度＞0.3℃。基础体温监测排卵方法简单、经济，但预测排卵不十分准确，一般存在±4天的误差。需要注意的是，仅80%～90%排卵者基础体温为双相，另有10%～20%的排卵正常者基础体温为单相，而且个别基础体温双相者也无排卵。

②宫颈黏液

月经后半期宫颈黏液仍为羊齿植物状结晶，无椭圆体，为无排卵。

③子宫内膜检查

受卵巢雌激素、孕激素的影响，月经周期中子宫内膜有明显的周期性变化，医生会根据内膜变化的情况，判断是否排卵。

④血清激素测定

月经周期的不同阶段，血中性激素的水平是不同的，分析血清性激素水平是否正常，一定要考虑抽血时间，观察是否有排卵。一般在以下三个时间点测血清性激素。

月经中期（排卵期）：主要观察是否出现LH峰（>40U/升）和E2峰（400p克/毫升）。

月经第21天（或来月经前7天）：主要观察孕激素和雌激素水平，P>5n克/毫升表明有排卵；P在6n克/毫升～10n克/毫升，虽有排卵，但存在黄体功能不足；P>15n克/毫升则正常。

月经第9天：如果FSH、LH<15U/毫升、E2<100p克/毫升，则卵泡发育不良，不排卵的可能性大。当然，其他时间检测血清性激素，也能判断排卵是否正常。

⑤排卵试纸自我监测

此种方法简单、方便，但不十分准确，应严格按照说明书操作。

⑥超声卵泡监测

超声可分辨2毫米～4毫米的卵泡（阴道超声更清楚）。一般从月经周期第9天开始，每1～3天观察1次，通过连续观察，可看到卵泡逐渐长大，并向卵巢表面迁移；第9～12天可确定优势卵泡（>14毫米），排卵前卵泡每天长2毫米～3毫米。成熟卵泡达18毫米～24毫米（自然周期17毫米，HMG促排卵>18毫米，氯米芬促排卵>20毫米），位于卵巢表面。

排卵障碍的治疗

由于排卵障碍的原因很多，所以治疗起来也比较复杂。为了取得预期疗效，最好采取中西医结合的方法。

西医治疗

①针对排卵障碍的特殊病因的治疗

调节周期：需要根据患者的年龄、激素水平以及生育要求等而有所不同（对不要求妊娠的患者，也可用孕激素撤退疗法治疗或者左炔诺孕酮宫内缓释系统治疗）。

孕激素：临床常用地屈孕酮片，10～20mg/天，连续口服10天；或者醋酸甲羟孕酮4～12mg/天，每日2～3次，口服10～14天，酌情治疗3～6个周期。如先单纯孕激素诱导治疗后不出现撤退性出血，则考虑为内源性雌激素水平不足，此时可采用雌孕激素序贯疗法。

雌激素（子宫内膜修复法）：临床常用补佳乐（戊酸雌二醇－天然雌激素）：1mg/天，连续口服21天，一般建议连续治疗3个周期。

人工周期（雌孕激素序贯疗法）：适用于E2低、子宫发育不良者，常用于年轻患者。3个人工周期，停药后性腺轴反馈性调节，个别病例可恢复自然排卵。对子宫发育不良者可延期治疗6~12个人工周期，以促进子宫发育，有利于今后妊娠。因甲状腺功能低下，可用甲状腺素替代疗法（先小剂量糖皮质激素治疗后再给予甲状腺素替代疗法）。

高催乳素血症（高泌乳素血症）： 可用溴隐亭治疗（还可加用维生素B_6片20mg／日，每日2次，协助降调泌乳素）。

②要求妊娠者，可诱导排卵

用于生育期、有生育需求者，尤其是不孕患者，对于青春期患者一般不采用促排卵药物来控制月经周期。

氯米芬治疗： 是目前临床上广泛应用的口服促排卵药物，方法简单，价格便宜，具有较强的抗雌激素作用和微弱的雌激素效应。对排卵正常的妇女，不能提高其妊娠率。一般从月经期第5日起，每晚50mg，连续服用5日，停药7~9日可排卵，若排卵失败，可重复用药，氯米芬剂量逐渐增加至100mg／d~150mg／d，若内源性雌激素不足，可配伍少量雌激素，一般连用3个月。

来曲唑： 是一种新型的诱发排卵药物。月经周期2~5天开始口服，2.5mg／d~5mg／d，连续服用5天，或者2.5mg／d，连续服用10天，均可提高妊娠率。

HMG/FSH-HCG联合治疗： 对于成熟卵泡型的LUFS最有效，对于未成熟卵泡型的黄素化，用促性腺激素（Gn）治疗促进卵泡成熟是最佳方案。如果无效可先用GnRH-a类药物压制内源性Gn，然后用HMG/FGH治疗可有效。

HCG（绒促性素即人绒毛膜促性腺激素）治疗：适用于卵泡发育成熟而不排卵者。卵泡直径≥18mm时，肌内注射10000IU，在HCG注射后48h，B超观察卵泡形态学征象，是否发生塌陷或者黄体形成。如HCG不能诱发排卵时，下个月月经周期HCG可增加至15000IU；或者下个周期卵泡直径≥18mm时，在肌内注射HCG的同时，注射HMG/FSH150IU，以加大排卵前FSH峰值，可使排卵成功。但是应警惕用HMG时并发卵巢过度刺激综合征，故仅适用于对氯米芬效果不佳、要求生育尤其是不孕患者。

GnRH-a类药物诱发排卵：反复注射HCG后诱发排卵失败者，可选择注射GnRH-a类药物诱发排卵。卵泡直径大于等于18mm时，达菲林0.1mg～0.2mg皮下注射，或者丙氨瑞林0.15mg～0.45mg肌内注射；或者促排卵过程中，如大于等于18mm的卵泡超过3个，中小卵泡较多，血E2≥7340pmol/L，为避免发生OHSS，不用HCG诱发排卵，改用GnRH-a类药物诱发排卵。

中医辨证治疗

排卵障碍分主证型与兼证型，临床上应依据患者情况而进行辨证施治。中医治疗排卵障碍，临床上常用的促排卵的方剂有促卵泡汤、促排卵汤、促黄体汤三个基本方，为中医促排卵常用的三方，适用于内分泌功能紊乱所致的排卵障碍。患者应在中医师指导下，随证加减，用于月经周期的不同时间，有明显的效果。

▶ 子宫、宫颈因素与不孕

子宫性不孕

子宫是女性重要的生殖器官之一，被人们誉为"月经的故乡""胎儿的宫殿""生命的摇篮"，可见，子宫对于人类是多么重要。子宫具有储存和输送精子、孕卵着床及孕育胎儿的功能。宫颈形态和宫颈粘连功能直接影响精子上游进入宫腔。因此，子宫及宫颈在生殖中起着重要作用。它们引起不孕的常见原因包括：宫颈及子宫解剖结构异常、感染、宫颈黏液功能异常、宫颈免疫学功能异常、宫颈粘连、子宫内膜息肉、子宫内膜炎、子宫内膜分泌不良、子宫腺肌症、子宫肌瘤等，以上因素均可影响受精卵着床引起不孕或者妊娠后流产。

子宫未发育或子宫发育不良

子宫未发育或者子宫发育不良包括：

● 先天性无子宫，常合并无阴道。

● 实体性始基子宫：子宫极小，多数无宫腔或为一实体肌性子宫。

● 幼稚子宫：可有宫腔和内膜。

三者均卵巢发育正常。先天性无子宫或实体性始基子宫无症状，常因青春期后无月经就诊，经检查诊断。具有宫腔和内膜的幼稚子宫若宫颈发育不良或无阴道可因月经血潴留或经血逆流出现周期性腹痛；幼稚子宫月经稀少或初潮延迟，常伴痛经，检查可见子宫体小，宫颈相对较长。

先天性无子宫、实体性始基子宫可不予处理；幼稚子宫有周期性腹痛或者宫腔积血者需要手术切除；幼稚子宫主张雌孕激素序贯周期治疗。

①子宫发育不良的原因

子宫发育不良是女性生殖器官发育异常中较为常见的一种，主要是内分泌功能不足所致，特别是卵巢功能障碍造成雌激素、孕激素分泌异常。而子宫的发育需要雌激素、孕激素的联合作用，如果这两种激素分泌障碍，就会妨碍子宫的正常发育。

正常情况下，女性发育成熟后，子宫理所当然具备了生育能力。但如果脑垂体、下丘脑、卵巢等器官发生了"故障"，子宫发育则会迟缓，而且其他第二性征也不可避免地会受到牵连，直接导致无生育能力。

除了先天的原因外，青春期营养不良或患有慢性疾病，也可造成生殖器官发育不良及卵巢激素产生不足。因此，女孩子在青春发育期，为了防止子宫发育不良，一定要注意生活规律，保证营养摄入充分，使体内所有的器官都能健康地发育。

②子宫发育不良的症状

月经迟潮伴月经稀少、痛经甚至月经不潮，常常是子宫发育不良的重要临床表现。

女性到了性发育期的年龄，月经迟迟不来，或是月经稀少，乳房又不见明显隆起，阴毛稀少，即使月经来了，量也特别少。常见症状有：

痛经与疼痛：主要表现为继发性与渐进性痛经。疼痛多位于下腹部及腰骶部，可放射至阴道、会阴、肛门或大腿部。常于经前1～2天开始，经期第1天最剧，持续至经后逐渐消退，但随月经周期而呈渐进性加重。

月经失调：月经量少、迟发或经期不规则，可能与内膜增生或卵巢功能失调有关。

不孕：因子宫发育不良、幼稚子宫所致不孕。

性交疼痛：盆腔内异位的子宫内膜常在子宫直肠窝形成结节

性病灶，当性交中子宫颈碰撞病灶及子宫上提升而引起疼痛。

病理妊娠：偶有妊娠，往往引起流产、早产或胎位异常，甚至发生妊娠期子宫破裂。

③治疗

雌激素治疗：临床常用补佳乐（戊酸雌二醇－天然雌激素）：1mg/d，连续口服21天，持续治疗。

人工周期（也称雌孕激素序贯疗法）：主要是用以促进子宫发育，有利于今后妊娠。

手术治疗：在激素治疗使子宫增大的基础上，采用宫颈扩张手术，根据子宫内膜情况，施宫内膜诊刮术，以增加受孕的机会。

温馨提示

子宫发育不良的保健措施

1.注意生活规律、营养充分、饮食有节，避免过寒过凉，在发育期切莫盲目节食减肥，特别是发育期瘦弱的女子更是如此。

2.注意锻炼身体及劳逸结合，适当增加肉食类饮食，以促进性器官发育。因为脂肪是生成多种激素，尤其是性激素的必备物质，所以，不要节食减肥。

3.青春期少女和育龄女性应加强营养，多吃大豆、乌贼、香菜等食品。

子宫畸形

子宫畸形，也就是子宫发育异常。子宫畸形常见的类型有以下几类。

①双子宫

双子宫在临床上较为常见，其发生主要是由于两侧的副中肾管没有完全融合，各自发育形成两个子宫，而且子宫颈、阴道也完全分开，左、右各有一个。少数双子宫的女性只有一个阴道。也可为一侧子宫颈发育不良、缺如；双子宫可伴有阴道纵隔或斜隔。

临床表现：多数双子宫的患者没有任何症状，往往在人工流产、产前检查或分娩时才发现。但也有部分患者可出现月经量过多或经期延长，少数患者还可因双阴道的存在而妨碍性交，出现性交困难或性交痛。

治疗：对于出现性交困难的患者，可行阴道手术，以恢复阴道的正常功能；怀孕后要定期检查，在医生的监测下妊娠。对于出现流产的双子宫女性，最好一年后再考虑再次妊娠。

②双角子宫

子宫底部没有完全融合，子宫两侧各有一个角突出。当病变较轻时，子宫底部稍微下陷，子宫的外形像马鞍样，称为鞍状子宫。分为完全双角子宫和不全双角子宫。

临床表现：双角子宫的患者在怀孕后往往会出现反复流产，并且较易发生胎位异常。

治疗：对于出现反复流产的患者，可行子宫外形矫正手术。

③纵隔子宫

一般子宫外形正常，但从宫底到宫颈内口出现一纵隔，将宫腔部分或完全地隔开，属于最常见的子宫畸形。分为完全纵隔子宫和不完全纵隔子宫。

临床表现：患者易发生流产、早产和胎位异常。分娩后，因胎盘较易粘连在纵隔上，导致胎盘滞留而不能完全排出。

治疗：对有反复流产史的纵隔子宫患者，可利用宫腔镜切除纵隔。

④单角子宫

仅一侧副中肾管正常发育形成单角子宫，同侧卵巢正常；另一副中肾管完全未发育或者未形成管道，未发育侧卵巢、输卵管和肾脏亦往往同时缺如。

⑤残角子宫

一侧副中肾管发育正常，另一侧副中肾管发育不完全，附着在发育正常的子宫上，称为残角子宫。可分为：残角子宫有宫腔并与单角子宫宫腔相通；残角子宫有宫腔但与单角子宫宫腔不相通；残角子宫为无宫腔实体，仅以纤维带与单角子宫相连。

临床表现：若残角子宫的子宫内膜有功能，子宫内膜可发生脱落而出现月经，但经血往往不能顺利排出，从而积聚在宫腔内，使得患者出现痛经；若残角子宫内的子宫内膜没有功能，则患者一般不会出现症状；妊娠的患者，当胚胎逐渐长大，可出现典型的宫外孕破裂症状，如腹痛、阴道出血等，甚至因大量出血而死亡。

治疗：对于经血淤积而出现痛经的患者，可手术切除残角子宫；对于在残角子宫发生的妊娠，在进行人工流产时，不能刮除到该处的胚胎组织，因而必须行手术切除。

⑥弓形子宫

指宫底中间有一浅凹，但多大程度的凹陷可定义弓形子宫尚有争议。一般无症状，检查可扪及宫底部有凹陷，超声和核磁共振检查及子宫输卵管碘油造影有助于诊断。一般不予处理，如出现反复流产时，应行子宫整形术。

宫腔粘连综合征

宫腔粘连综合征是指子宫内壁粘连，造成宫腔全部或部分闭塞，而导致一系列症状。患者通常由于子宫腔、子宫峡部、子宫颈管受到创伤继发感染而造成粘连，如损伤性刮宫；结核、血吸虫病、阿米巴和放线菌病等特异性感染，患者在临床上出现闭经、月经过少和不育。

①宫腔粘连综合征病因

正常宫腔在生理状态下前后壁接触合拢，即使在月经期子宫内膜剥脱时亦不会出现粘连。一旦因手术或炎症等因素刺激，损伤了子宫内膜，造成内膜基底层的破坏，则可导致宫腔前后壁粘连。

宫腔手术史

妊娠因素：与妊娠有关的宫腔手术，如早孕负压吸宫术、中孕钳刮术、中孕引产刮宫术、产后出血刮宫术、自然流产刮宫术等。这是由于妊娠子宫的内膜基底层容易被损伤，导致子宫壁互相黏着，形成永久性的粘连。

非妊娠因素：子宫肌瘤剔除术（进入宫腔）、子宫黏膜下肌瘤经宫腔摘除术、子宫纵隔切除术、双子宫矫形术等破坏了内膜的基底层，使子宫肌层暴露于宫腔内，导致子宫壁的前后粘连。

手术炎症因素：宫内感染子宫结核、宫腔操作术后继发感染、产褥期感染、放置宫内节育器术后引起继发感染等。

人为因素：人为地破坏子宫内膜基底层，使之出现宫腔粘连，如子宫内膜电切除术后，宫腔内微波、冷冻、化学药物治疗及局部放射治疗后。

因各种原因刮宫时内膜损伤：如反复多次的刮宫，这种原因引起的宫腔粘连最为多见。因此，妇产科医生在刮宫时深浅要适度，育龄女性也要落实好避孕措施，尽量避免人流手术，特别是第一胎人流可能造成宫腔粘连以后继发不孕。

②宫腔粘连综合征的症状

宫腔粘连的症状主要是月经异常和生育功能障碍。由于宫腔的形状位置变化或者其他疾病感染，改变了正常月经周期中子宫内膜有规律的生长脱落，导致子宫间质中的纤维蛋白原渗出、沉积，造成宫腔前后壁部分或全部粘连。

临床表现

由于粘连部位和程度不一，临床表现也略有不同。

月经异常：表现为刮宫术后月经减少或闭经。

周期性腹痛：宫颈粘连时，因经血不能外流，亦可产生闭经假象，但多伴有周期性腹痛，查体表现为子宫增大、宫颈举痛，B超提示宫腔积液。

周期性腹痛一般在人工流产或刮宫术后一个月左右，出现突发性下腹痉挛性疼痛，其中有一半以上患者伴有肛门坠胀感；有些患者腹痛剧烈，坐卧不安，行动困难，甚至连排气、排便都很痛苦，有时有里急后重感。疼痛一般持续3～7天后逐渐减轻、消失，间隔一个月左右，再次发生周期性腹痛，且呈渐进性加重。

不孕及反复流产、早产：子宫腔粘连后易发生继发性不孕，即使怀孕也容易发生反复流产及早产。据统计，子宫腔粘连症的患者中约50%有继发性不孕或习惯性流产的病史。另有报道，在不孕症患者中，宫腔粘连的检出率为20%。由于子宫腔粘连，内膜损坏，子宫容积减小，影响胚胎正常着床，并影响胎儿在宫腔内存活至足月。

③宫腔粘连综合征的类型

宫颈内口粘连：宫颈内口粘连，是人工流产术或刮宫术后远期并发症。临床则表现为月经过少或闭经，伴周期性下腹疼痛。子宫略大并有压痛，宫颈举痛，附件可有增厚及压痛。如在做人工流产术或刮宫术时，注意操作手法，以避免术后感染，此症是可以预防的。宫颈内口粘连综合征的治疗原则是分离粘连并防止再粘连。

创伤性宫腔粘连：创伤性宫腔粘连是指人工流产、中期引产或足月分娩以及诊断性刮宫、子宫内膜切除术等手术后发生的宫腔粘连，患者会出现月经量过少或闭经、不孕、流产、早产、前置胎盘、胎盘粘连或植入等症状。

内膜性粘连：粘连带由子宫内膜形成，多位于宫腔的中央，表面与周围正常的子宫内膜很相似，较细、柔软，多呈白色。

肌纤维性粘连：粘连带由平滑肌和纤维组织形成。其特征为表面有薄层的子宫内膜覆盖，并可见到内膜的腺体开口。与前者相比，此型较粗、略韧，多呈粉红色。粘连组织中微血管很多，壁薄，有时扩张呈窦，有的血管壁可有玻璃样变性。

结缔组织性粘连：因粘连时间较长，粘连带结缔组织纤维化，形成肥厚且致密的瘢痕，其表面没有子宫内膜覆盖，所以，与周围正常组织有明显的区别。

④治疗

手术治疗：临床主要采取手术治疗，如用宫颈扩张器或探针分离粘连；宫腔镜直视下分离粘连；分离粘连后，宫腔内放置节育器3～6个月，以防再次发生粘连；术后可给予人工周期治疗，连用2～3个周期。

药物治疗：本病经手术分离粘连后多采用宫内放置节育环，酌情用雌激素、孕激素人工周期治疗。

子宫内膜炎

子宫内膜炎可分为急性子宫内膜炎和慢性子宫内膜炎两种。子宫内膜发炎之后，整个宫腔常常发生水肿、渗出，急性期还会导致全身症状，出现发热、寒战、白细胞增高、下腹痛、白带增多等症状，有时伴有子宫略大，子宫有触痛。慢性子宫内膜炎可由急性子宫内膜炎发展而来。有炎症的子宫内膜不利于受精卵着床，或着床后不稳固，导致不孕。子宫内膜炎还会影响胎儿，可引起畸形、早产、流产、胎膜早破、新生儿感染等。

①子宫内膜炎的常见症状

急性子宫内膜炎：起病较急，有恶寒甚至寒战，发烧（38℃～40℃），脉搏加快，全身无力，出汗，下腹疼痛甚剧，腰酸，有大量血性、脓性或水样白带，并有臭味；产后感染则恶露呈泥土色，患者可有轻度发热，下腹部坠胀疼痛，多呈持续性，白带量明显增多，可为脓性，有臭味，也可以呈血性。

慢性子宫内膜炎：表现为盆腔区域疼痛；约有40%的病人在月经间歇期间有下腹坠胀痛、腰骶部酸痛；白带增多，一般为稀薄水样，呈淡黄色，有时为血性白带；经期仍规则，但经量倍增，经期亦显著延长，有极少数病人由于大量流血而引起贫血；不规则出血者不多见，有时偶可出血数小时或持续1～2天即停止；痛经，较多发生于未产妇，但严重痛经者极少。

慢性子宫内膜炎比较少见。因为子宫内膜每月有一次剥脱，炎症性内膜均可随月经排出体外。如果是子宫内膜的基底层发生炎症，新生的内膜也会受到感染，成为慢性子宫内膜炎，长期不愈。

②子宫内膜炎的常见原因

感染：主要为细菌感染，感染细菌的种类有葡萄球菌、大肠杆菌、链球菌、厌氧菌、淋球菌。此外还有支原体等病原体感染。

性交感染：不注意个人卫生，产后性交过早或月经期性交，使致病菌通过阴道到达子宫内膜，引起炎症。其感染可以由性传播疾病引起，但有时也可以没有明显的诱因。

产褥感染：产褥期宫内胎盘滞留，子宫复旧不全，常发生子宫内膜炎，并且是子宫内膜炎中最严重的类型。

手术操作感染：消毒不严的妇科检查，在子宫内放置节育器，人工流产刮宫手术、宫颈电灼、放置镭针等，带入污染源，导致子宫内膜感染。

其他感染：不完全性流产感染、子宫颈炎、阴道炎的上行感染、子宫内膜息肉或黏膜下肌瘤坏死引起的感染。

子宫腔内疾病：如子宫内膜息肉、黏膜下子宫肌瘤、子宫内膜癌等，亦有可能发生子宫内膜炎。

③子宫内膜炎常用的检查方法

实验室检查：可做宫腔分泌物细菌培养及药物敏感试验，以明确诊断，且供治疗用药参考。

B超检查：B超可对宫内状态进行初步诊断，其检查结果结合临床症状及化验结果来诊断是否为子宫内膜炎。

白带检查：可以排除是否患有阴道炎，治疗的时间和效果要看患者接受药物的敏感程度。

血常规检查：患急性子宫内膜炎时，周围血白细胞总数及中性白细胞计数均增多。

诊断性刮宫：疑为慢性子宫内膜炎时，可经抗生素控制炎症3天后，进行诊断性刮宫。经病理学检查以明确诊断，同时亦起到一定的治疗作用。

④子宫内膜炎的治疗

子宫内膜炎的治疗以应用抗生素为主，可根据药物敏感试验，选择相应的抗生素，若病情较重，应在配伍合理的情况下联合用药。

急性子宫内膜炎的治疗

一般疗法：急性子宫内膜炎患者应卧床休息，宜半卧位，以利于炎症的局限及宫腔分泌物的引流；可做下腹部热敷，以促进炎症的吸收并止痛；要保持大便通畅，以减轻盆腔充血，并有利于毒素排泄；应避免过多的妇科检查，以防止炎症扩散；高热时可物理降温；饮食以流质或半流质、易消化并含有高热量、高蛋白、多种维生素的食物为宜，不能进食者，应静脉补充营养及水分，并注意纠正电解质紊乱及酸中毒。

清除宫腔残留物及其他异物：发生于分娩或流产后的子宫内膜炎，如怀疑有胎盘组织残留，应在使用抗生素的同时，立即予以清除，但尽量不要刮宫，待抗生素达到一定剂量、炎症得以控制时，再进行刮宫术，以防炎症扩散。如果子宫有活动性出血，在应用大量抗生素的情况下清理宫腔。对子宫内有避孕器者，亦应尽快将其取出，以消除原发病灶，控制炎症的扩散。

扩宫引流及雌激素治疗：对于慢性子宫内膜炎以及老年性子宫内膜炎，可用扩张宫颈口的方法配合治疗，以利于宫腔分泌物的引流，并去除诱因。老年患者可在医生指导下应用少量雌激素。

宫腔内给药：对已婚患者可采用宫腔内给药的方式。将选定的药品经导尿管缓慢注入宫腔，每日1次，经期停用。由于本方法能使药物直接作用于病灶处，往往疗效显著。

手术治疗：本法适合于因黏膜下肌瘤或息肉而致的慢性子宫内膜炎，此时单用抗生素治疗往往效果不佳，因此可考虑手术切除。

慢性子宫内膜炎的治疗

治疗慢性子宫内膜炎时，首先应看有无引起疾病的诱因，如残留胎盘、宫内避孕器等。去除这些诱因，慢性子宫内膜炎会很快痊愈。

药物治疗：可每日口服己烯雌酚1毫克，共1个月。若加用适当抗生素，如青霉素、链霉素、红霉素、庆大霉素等可提高疗效。老年性子宫内膜炎可应用己烯雌酚0.25毫克～0.5毫克，每日口服1次，连服1～2周，并选用适宜的抗生素治疗5～7天。

手术治疗：并发宫腔积脓者应立即扩张颈管，引流脓液。术后置橡皮引流管于颈管至无脓液流出为止，同时应用上述药物治疗。

在所有子宫内膜炎的危害之中，不孕症的发生可归咎于如下三点。

1.受精卵不易在有炎性的子宫内膜着床，或者因抗子宫内膜体导致着床障碍，造成不孕。

2.精子进入宫腔后，细菌毒素、白细胞吞噬等炎症因素造成精子死亡或活动力降低，使精子进入输卵管的数量减少，从而影响生育。

3.受精卵着床不稳固，极易导致流产，导致不孕。

子宫肌瘤

子宫肌瘤又叫子宫平滑肌瘤，是女性生殖器最常见的一种良性肿瘤，由平滑肌和结缔组织组成。该病常见于30～50岁女性，20岁以下女性中少见。据统计，30岁以上的女性中患子宫肌瘤的约占20%，因肌瘤多无症状或者很少有症状，所以临床报道发病率远低于肌瘤真实发病率。

子宫肌瘤大体分为子宫体肌瘤（约90%）和子宫颈肌瘤（约10%）。根据肌瘤所在子宫的不同部位，还可以分为以下几类。

肌壁间肌瘤：肌瘤位于肌壁内，周围均为肌层所包围，初发病时多为此类肌瘤，故最常见，占子宫肌瘤的60%～70%。

浆膜下肌瘤：肌壁间肌瘤向浆膜发展，并突出于子宫表面，与浆膜层直接接触，占子宫肌瘤的20%。

黏膜下肌瘤：肌壁间肌瘤向宫腔内生长，突出于子宫腔内，与黏膜层直接接触，占子宫肌瘤的10%～15%。此瘤可使子宫腔逐渐增大变形，并常有蒂与子宫相连，如蒂长可堵住子宫颈口或脱出于阴道内。

子宫颈肌瘤：较少见。肌瘤在子宫颈部位生长，因生长部位低，可嵌顿于盆腔内，产生压迫症状，此类肌瘤手术切除困难，易损伤输尿管、膀胱。

子宫肌瘤常为多发性，并且以上不同类型肌瘤可同时发生在同一子宫上，称为多发性子宫肌瘤。

本病确切病因不明，可能与体内雌激素水平过高，长期受雌激素刺激有关。由于子宫肌瘤生长较快，当供血不良时，可以发生不同变性。肌瘤越大，缺血越严重，则继发变性越多。现代西医学采取性激素或手术治疗，目前尚无其他理想疗法。

延 伸 阅 读

子宫肌瘤易发人群

与十几年前相比，子宫肌瘤越来越青睐三四十岁的中年女性，特别是未育、性生活失调和性情抑郁这三类女性。子宫肌瘤的具体原因目前尚不十分明确，但研究表明，激素分泌过于旺盛，是导致子宫肌瘤的最普遍原因，而女性的这三种行为模式，是造成内分泌紊乱、激素分泌过剩的罪魁祸首。

子宫肌瘤与不孕

●较大的子宫肌瘤可使宫腔变形，不利于精子通过以及受精卵着床和胎儿发育。

●生长在子宫角附近的肌瘤可压迫输卵管开口处，造成阻塞。

●生长在阔韧带内的肌瘤可使输卵管拉长扭曲，影响其通畅，或使卵巢变位，卵巢与输卵管间距离增宽，妨碍输卵管伞端的拾卵功能。

●生长在子宫颈部的子宫肌瘤可压迫子宫颈管，阻碍通道或改变子宫颈口的朝向，使之远离后穹隆部的精液池，不利于精子进入子宫颈口。

●生长在子宫腔内的黏膜下肌瘤，犹如宫腔内放置了一只球形的宫内节育器，妨碍生育。宫腔表面的内膜缺血、坏死、萎缩，也不利于受精卵着床。

●子宫肌瘤可使子宫收缩的频率、幅度及持续的时间高于正常基线，干扰受精卵着床或者着床后发生流产。当肌瘤伴发子宫内膜增殖症时，卵巢不排卵，肌瘤引起子宫出血，招致感染，使输卵管发生阻塞，均可造成不孕。

子宫肌瘤的家庭保健

●注重调节情绪。子宫肌瘤患者在日常生活中应注重调节情绪，防止大怒大悲、多思多虑，应尽量做到知足常乐，性格开朗、豁达。

●避免过度劳累。子宫肌瘤患者不要过度劳累，这样才可五脏调和，气行疏畅。气行则血和，气血和则百病不生。

● 节制房事。患者应注重节制房事，以防损伤肾气，加重病情。更应注重房事卫生、保持外阴清洁，以防止外邪内侵，入里化热，凝滞气血，加重病情。

● 坚持饮食疗法。饮食定时定量，不能暴饮暴食；饮食宜清淡，慎食羊肉、虾、蟹、鳗鱼、咸鱼、黑鱼等发物；坚持低脂肪饮食，多吃瘦肉，蛋类、鱼类，绿色蔬菜、水果等；多吃五谷杂粮，如玉米、豆类等；常吃富有营养的干果类食物，如花生、芝麻、瓜子等；忌食辛辣、酒类、冰冻等刺激性食物及饮料；慎食桂圆、红枣、阿胶、蜂王浆等热性、含激素成分的食品。

宫颈性不孕

宫颈疾病引起的不孕占不孕症的5%～10%。宫颈的形态和功能决定了其在女性生理和内分泌方面的地位，它受卵巢激素的影响会出现周期性的变化，让足够数量的精子不断进入宫腔内获能。导致宫颈性不孕的主要疾病包括宫颈炎、宫颈管闭锁与狭窄、宫颈管位置异常、宫颈管发育不良、宫颈肌瘤、宫颈黏液异常等。

宫颈炎

宫颈位于阴道和子宫之间，既是内生殖器重要的防护屏障，又影响着女性的内分泌功能。如果发生宫颈炎，白带就会增多，颜色及气味也与正常时不同，可呈白色或黄色黏稠状，脓性，恶臭，使阴道内环境改变，毒素及炎症细胞增多。这些都不利于精子的生存和运动，从而导致不孕。子宫颈炎是妇科常见疾病之一，临床较常见的子宫颈炎是急性子宫颈管黏膜炎，若急性子宫颈炎未经及时诊治或病原体持续存在，可导致慢性子宫颈炎症。

①宫颈炎的常见原因

机械性刺激或损伤：宫颈炎的发生与性生活有关，此外，自然或人工流产、诊断性刮宫以及分娩都可造成子宫颈损伤而导致炎症。

病原体感染：由于分娩、流产或手术损伤宫颈后发生。病原体主要有性传播疾病病原体：淋病奈瑟菌及支原体衣原体；内源性病原体：葡萄球菌、链球菌、大肠杆菌和厌氧菌等。另外，长期接触化学物质和放射线也可引起宫颈炎。

化学物质刺激：用某种酸性或碱性溶液冲洗阴道，或将栓剂放入阴道，都可引起宫颈炎。

②宫颈炎的症状

慢性宫颈炎多无症状，少数患者可有持续或反复发作的阴道分泌物增多，呈淡黄色或者脓性，伴有性交后出血，月经间期出血，偶有分泌物刺激引起外阴瘙痒或不适。急性宫颈炎大部分患者无症状，有症状者主要表现为阴道分泌物增多，呈黏液脓性，阴道分泌物刺激可引起外阴瘙痒及灼烧感，此外可出现经间期出血、性交后出血，或伴有下腹及腰骶部坠痛，或有尿频、尿急、尿痛等膀胱刺激征。急性宫颈炎和慢性宫颈炎炎症扩散到盆腔时，均可有腰骶部疼痛，下腹部坠胀感及痛经等，排便、性交时症状加重。由于黏稠、脓性的白带不利于精子穿过，所以常引起不孕。

③宫颈炎的治疗

急性宫颈炎

经验性抗生素治疗：针对性传播疾病（STD）高危因素的患者，如年龄小于25岁，多性伴侣或新性伴侣，并且为无保护性性交或性交伴患STD可采用阿奇霉素1g单次顿服，或多西环素100mg，每日2次，连服7天。

针对病原体的抗生素治疗：对于获得病原体者，选择针对病原体的抗生素进行治疗。例如，单纯急性淋病奈瑟菌性子宫颈炎主张大剂量、单次给药。常用治疗药物有：头孢曲松钠250mg，单次肌肉注射；头孢克肟400mg，单次口服。沙眼衣原体感染所致子宫颈炎的药物治疗方案可采用多西环素100mg，每日2次，连服7天；米诺环素0.1g，每日2次，连服7~10天。

合并细菌性阴道病：应同时治疗细菌性阴道病，否则将导致子宫颈炎持续存在。

需要注意的是，若子宫颈炎患者的病原体为淋病奈瑟菌或沙眼衣原体，应对性伴侣进行相应的检查及治疗。

慢性宫颈炎

慢性子宫颈管黏膜炎：对于持续性子宫颈管黏膜炎症，需了解有无沙眼衣原体和淋病奈瑟菌，再有针对性地治疗；对病原体不清者，尚无有效治疗方法；对于子宫颈糜烂改变，有接触出血反复治疗无效者，可试用物理治疗（物理治疗前需排除癌变，急性期不予治疗，治疗应在月经干净3～7天内，术后注意禁盆浴、性交、阴道冲洗），但是治疗后有可能会引起出血、子宫颈狭窄、不孕。

子宫颈息肉：行息肉摘除并送病理检查。

子宫颈肥大：一般无须治疗。

宫颈炎的中医治疗

中医认为，宫颈炎属于"带下病"。急性宫颈炎的病因为湿热邪毒，所以在治疗上以清热解毒、除湿止带为主，配合外治法，均可获满意疗效。

慢性宫颈炎如果是中气不足的脾虚型，宜益气健脾、除湿止带；若是免疫力低下的肾虚型—肾阳虚者，宜温补肾阳，固涩止带；肾阴虚者宜滋补肾阳，清热止带。

宫颈黏液异常

宫颈黏液是由宫颈内膜细胞产生的一种复杂的、多器官共同分泌的分泌物。宫颈黏液不仅仅来源于宫颈本身，还来源于子宫内膜液、输卵管液、卵泡液等。这些分泌液具有很多的液流性质，如黏稠度、液流弹性、触变性、黏胶性和拉丝现象等。

①宫颈黏液异常的常见原因

免疫因素：宫腔内或宫颈管内存在抑制精子活动或损害精子的物质，如抗精子抗体等。

创伤：子宫颈上皮表面积减少，会直接影响宫颈黏液的分泌，如宫颈因故切除、电烙、扩张与刮除，子宫颈口肌瘤或息肉，宫颈发育不良等因素都会影响子宫颈，使其分泌液减少。

感染：子宫颈感染细菌、病毒、寄生虫、病原体、结核等，会导致子宫颈上皮对雌激素刺激失去反应，即使内分泌正常，也难以分泌出正常的宫颈黏液。

内分泌障碍：内分泌系统发生功能障碍，如雌激素水平低下，雌激素受到外界抑制等，同样会引起宫颈黏液分泌异常。

生殖器官的异常：如生殖道脱垂、后转性或后屈性子宫、宫颈狭窄、宫颈切除、良性肿瘤、先天性异常等。

②宫颈黏液异常的分类

宫颈黏液异常的现象有黏液分泌过少、黏液分泌过多、抗精子抗体存在。

宫颈黏液分泌过少：如果排卵期宫颈管黏液量<0.03毫升，可诊断为分泌过少。当子宫颈发育不良时，常伴有宫颈腺体发育不良，导致正常的分泌功能不良；也可因后天性损伤，如宫颈锥形切除等后天性损伤，或宫颈锥形切除等使大量宫颈腺体受到破坏，致使宫颈黏液在排卵期分泌量很少且很黏稠。还有部分患者，虽查不出上述先天或后天的因素，但宫颈黏液分泌不良，多数学者认为是由雌激素受体缺陷造成的。

宫颈黏液分泌过多：在排卵期一次测定的宫颈管黏液量≥0.71毫升，或无色透明的宫颈黏液量>0.41毫升，连续3天以上为黏液分泌过多。黏液分泌过多的原因主要有慢性宫颈炎、雌激素水平过高、多囊卵巢综合征等。

抗精子抗体存在：宫颈组织可以合成一些免疫球蛋白，当黏液中的抗体达到一定浓度时，可以使精子凝集和制动。近年来，对抗精子抗体研究发现，妻子血清中抗体为阳性时，宫颈黏液中的阳性率较高，而血清中抗体为阴性时，宫颈黏液中亦可检查出阳性结果，所以专家认为，宫颈局部受精液抗原的刺激就会产生抗体。

③宫颈黏液异常的治疗

宫颈黏液黏稠或者过少，可以补充雌激素。一般在月经周期5～20天时，口服小剂量的雌性激素，改善卵泡的功能，使宫颈黏液变得稀薄起来，以利于精子通过，从而受孕。或在阴道内放置雌激素，以促进宫颈黏液的产生。或者在月经周期的第5～20天阴道后穹隆置入雌激素，证实为妊娠后再停药。

调整和改善卵巢内分泌功能也是女性宫颈黏液异常不孕的治疗原则，主要是为了促进排卵。

宫颈黏液异常导致不孕还要进行生殖免疫的治疗，避免因免疫因素的存在而导致宫颈黏液异常不孕的复发。

如果精子与宫颈黏液不相容，可以施行宫颈黏液的交换。也就是说，在排卵期，将患者的宫颈和阴道进行消毒后，吸净宫颈黏液，再将相容性好的宫颈黏液注入患者的颈管内。

另外，还可通过改善阴道和宫颈局部环境提高受孕概率，如应用甲硝唑溶液灌洗阴道以提高阴道的清洁度，用生理盐水或5%葡萄糖溶液灌洗，以稀释黏稠宫颈黏液以利于精子穿过，用0.5%～1.0%碳酸氢钠溶液于性交前30～60分钟灌洗阴道，以碱化局部的酸性环境，提高精子的成活率。

宫颈黏液异常的预防

　　由于宫颈黏液在孕育中的作用特殊，对于宫颈黏液异常导致的不孕症患者来说，有针对性地进行治疗是恢复正常生育能力的重要一环。预防要点如下：

　　1.女性在一生中都应当爱护自己的宫颈，搞好个人卫生，特别是经期卫生，避免感染。

　　2.在性生活前双方均要认真清洗生殖器，以防细菌、病毒、病原体随阴茎进入阴道而危及宫颈。

　　3.性生活要讲究文明，不追求过深的刺激，以防对宫颈造成创伤，引起宫颈感染、糜烂。

　　4.不滥用药物，祛除一切不利于宫颈功能的因素，这样就会使分泌宫颈黏液的宫颈上皮得到保护。

宫颈管发育异常

①宫颈管发育异常的常见原因和症状

宫颈管闭锁与狭窄：先天性宫颈管闭锁或狭窄，常伴有子宫发育不全，但第二性征大多发育正常。如患者子宫内膜功能良好，青春期可因宫腔积血而出现周期性下腹痛，或月经过少伴痛经，经血还可经输卵管逆流入腹腔，引起盆腔子宫内膜异位症。后天性宫颈管闭锁与狭窄多见于人工流产后或宫颈炎电灼、冷冻治疗后。妇科检查发现阴道呈紫蓝色，宫颈举痛明显，宫体稍饱满、活动，有压痛。

宫颈管发育不良：宫颈管发育不良可伴子宫发育不良。严重发育不良的宫颈呈细长形。宫颈发育不良可导致宫颈腺体分泌功能不足。

宫颈管位置异常：常伴有子宫体的位置异常。慢性盆腔炎或子宫内膜异位症等可引起子宫极度后倾、后屈或前屈，从而不利于精子的上行。

宫颈肌瘤：宫颈肌瘤造成不孕主要是颈管发生变形、狭窄，影响精子通过。主要症状为月经不规则，经血量增多，白带增多或膀胱、直肠症状等。部分患者无症状。妇科检查可发现宫颈局部有突出肌瘤结节或子宫颈外形发生改变，肌瘤所在一侧宫颈扩大，而对侧被压变薄，宫颈外口伸张展平，呈麻花形。

②宫颈管发育异常的治疗

宫颈管闭锁与狭窄子宫颈发育不良：主要采用扩宫治疗。在月经干净后或排卵前进行。先天性子宫颈发育不良可同时使用人工周期治疗，或使用大剂量孕激素做假孕治疗。先天性宫颈粘连或狭窄扩宫治疗后宫颈内放置引流管，以防再粘连。

宫颈位置异常：本病无良好的治疗方法，可试用下列方法：

性交时或性交后在女方臀部垫置2个枕头，使女方呈头低臀高位，可使精液尽量积聚在后穹隆，相对使精液水平面增高，从而有利于子宫颈浸泡在精液中；性交后采用俯卧的姿势，目的是在性交后促使精液向阴道前穹隆积聚，可使上翘的子宫颈浸泡在精液中。上述方法无效时，可采用宫腔人工授精法。

宫颈肌瘤：手术是治疗宫颈肌瘤的主要手段。对不孕患者，手术的原则是尽量保持宫颈的功能，预防宫颈管粘连或狭窄。亦可用冷冻疗法，冷冻头为铅笔或针头形，刺入肌瘤内或基底部，每周1次，经期不做。经5～10次治疗，肌瘤萎缩变小，或从基底部脱落。

▶ 输卵管因素与生殖器结核导致的不孕

输卵管具有极其复杂而精细的生理功能，对拾卵、精子获能、卵子受精、受精卵输送及早期胚胎的生存和发育起着重要作用。也就是说，输卵管具有运送精子、拾取卵子及把受精卵运送到子宫腔的重要作用。

输卵管不仅需要畅通，同时必须有一行行足够多的纤毛将受精卵运送到子宫。输卵管还需要有足够多的分泌细胞，分泌出蛋白质丰富的液体，当精子、卵子或受精卵在输卵管滞留时，这种液体就可为其提供营养。

造成输卵管不通或功能障碍的主要原因是输卵管发育不良，急、慢性输卵管炎症，生殖器结核等。

输卵管与不孕

输卵管的通畅是受孕必不可少的主要条件之一。输卵管的管腔比较狭窄，最窄部分的管腔直径只有1毫米～2毫米，当发生输卵管炎或盆腔炎时，输卵管的最狭窄部分及伞端很容易发生粘连或完全闭锁。这样，精子和卵子就不能在管腔内相遇，因而造成不孕。

输卵管发育异常

输卵管发育异常常与生殖道发育异常并存，易导致不孕或宫外孕。

①输卵管异常的类型

输卵管缺失包括三种情况：一侧输卵管缺失与单角子宫同时存在；真两性畸形，不形成输卵管；双侧输卵管缺失，多数与先天性无子宫或仅有残遗子宫畸形并存。

输卵管发育不良：输卵管细长，肌层薄弱，收缩力差，对精子、卵子或受精卵运送迟缓，容易发生不孕或异位妊娠。

双输卵管或副输卵管：双侧或单侧双输卵管，可能都通入宫腔，也可能有一条较细小，不通宫腔（称为副输卵管），可发生不孕或诱发异位妊娠。

输卵管憩室：输卵管憩室较易发生在壶腹部，容易发生输卵管妊娠。

②输卵管异常的诊断

输卵管先天性畸形不易被发现，首先是其常与生殖道先天畸形同时存在而容易被忽略，其次是深藏在盆腔侧方。常用的诊断方法为子宫输卵管造影术后发现单角子宫单侧输卵管或双输卵管。腹腔镜检查可发现各种畸形，剖腹术可有较明确的诊断。

③输卵管异常的治疗

对由于输卵管异常引起的不孕，可在腹腔镜下或剖腹进行输卵管的整形。如果是输卵管妊娠破裂或流产，术中要进行认真检查，对可修复的输卵管畸形不要轻易切除，应用显微手术技巧进行整复，以保留其功能。

输卵管炎

患输卵管炎的一个重要因素是输卵管周围器官或组织的炎症，尤其是在输卵管伞部或卵巢周围形成炎症粘连，使输卵管伞部不能将排出的卵细胞吸入卵管内，与精子相遇，如化脓性阑尾炎、结核性腹膜炎。

曾患有附件炎、化脓性阑尾炎、结核性腹膜炎、肺结核、子宫内膜异位症的患者，有过不全流产，人工流产术后发烧、腹痛和产褥感染的患者，以及有输卵管畸形或患有淋病等性病的患者，均有可能导致输卵管功能异常，引发输卵管性不孕。

①输卵管积液

输卵管积液就是输卵管在病原体的作用下形成水肿，导致黏膜上皮脱落，如果没有得到及时而有效的治疗就会形成输卵管积脓。炎症消退以后，腔内的积液渐渐地由脓性转变为浆液性。

输卵管积液的症状

腹痛：下腹会有疼痛感，但是程度不一，有轻有重，大多为隐性的不适感。

月经不调：常见的表现为月经量过多或者月经次数明显增多。

不孕症：输卵管受到一定的损害，进一步造成了输卵管的梗阻，从而导致不孕。

痛经：离经期越近，疼痛感就会越严重，直到月经的来潮。

其他：如性交疼痛、白带增多、胃肠道障碍等。

②输卵管堵塞

输卵管堵塞是不孕症的常见原因，占不孕患者的1/3，近年来有逐渐上升的趋势，是不孕症的治疗难题。

输卵管堵塞的原因

输卵管不通的原因很多，最主要的综合性原因还是输卵管炎症。

输卵管通而不畅。引起这种情况的原因有管内碎屑、脱落细胞或血块阻塞，或输卵管过于纤细弯曲，或输卵管与盆壁、邻近器官粘连，牵拉了输卵管的活动。输卵管通而不畅可以使用腹腔镜进行疏通。对于管外粘连，也能通过腹腔镜予以剪断分解，使输卵管"松绑"。经治疗，大部分患者可以怀孕。

输卵管闭塞不通，损坏程度较轻，但大部分输卵管是正常的。这种情况可通过宫腹联合手术进行治疗。一般来讲，手术效果较好，成功率可达90%以上。

输卵管完全不通，且病损严重。这种情况，多为病程过长延误治疗或输卵管结核感染所致，因输卵管形成疤痕、挛缩、僵硬，功能发生不可逆性改变，即使疏通成功，也很难自然受孕。一般需要术后进行试管婴儿助孕。

输卵管堵塞的类型

输卵管堵塞分为原发性输卵管堵塞和继发性输卵管堵塞。

所谓原发性输卵管堵塞，即先天性的，出生时就有的，这种堵塞极为少见。

继发性输卵管堵塞即后天性的因素所造成的堵塞，这种堵塞非常常见，是一些疾病因素及人为因素造成的，也是引起输卵管堵塞的最主要因素。

继发性堵塞又可分为机械性和病理性两种情况。机械性输卵管堵塞是一些脱落的栓子及器官的功能性收缩所造成的。常见的栓子有月经期的内膜碎片、血凝块，药物流产及人工流产时胚胎组织及附属物。机械性堵塞在输卵管堵塞中占的比例并不大。输卵管堵塞多数则由输卵管病变引起，最常见的是输卵管出现炎性病变。引起输卵管炎的病原体主要有葡萄球菌、链球菌、大肠杆菌、淋球菌、变形杆菌、肺炎球菌、衣原体等，这种炎症往往是一过性的、短暂的，但炎症所引起的输卵管堵塞将是永久性的，不可自愈的。

输卵管堵塞的症状

输卵管阻塞病人大都有慢性盆腔炎表现，如小腹一侧或两侧疼痛、下坠、分泌物多、腰痛等。有部分病人可无明显的临床症状，常因婚后多年不孕到医院检查时才发现。

输卵管堵塞的治疗

输卵管间质部及峡部的输卵管堵塞，应首选经X线的输卵管介入复通术，若复通失败，进行试管婴儿治疗。一般情况下经X线的输卵管介入复通术往往只有一次机会，所以患者要积极配合治疗，争取最大程度实现自然受孕。

输卵管壶腹部堵塞需行试管婴儿治疗。

输卵管伞部堵塞，一是做腹腔镜下输卵管伞端造口术或开腹输卵管伞端造口术，二是行试管婴儿治疗，成功率各占20%。

输卵管周围粘连可造成输卵管拾卵和运卵功能障碍，从而引起不孕的发生，治疗方法是腹腔镜下输卵管周围粘连分离术。

输卵管结核所引起的输卵管堵塞不能用输卵管复通治疗，如果子宫内膜尚好，可进行试管婴儿治疗。

输卵管堵塞的其他治疗方法包括输卵管通液术、常规手术及物理治疗等。

输卵管异常日常生活注意事项

1.不要走太多的路，不要搬重物。持重物会导致腹部用力，很容易引起宫缩。

2.疲倦时躺下休息，保持安静，会很有效。

3.不要积存压力。精神疲劳和身体疲劳一样会导致各种问题的发生，压力积攒后也容易出现腹部变硬，最好能做到身心放松。

4.防止着凉。空调使下肢和腰部过于寒冷，也容易引起高危妊娠。可以穿上袜子，盖上毯子，防止着凉也很重要。

③输卵管炎

急性输卵管炎

急性输卵管炎的常见原因有以下两种。

病原微生物：病原体如淋球菌、沙眼、病毒类等；非特异性的有球菌类、大肠杆菌、厌氧菌等。常由多种病原微生物混合感染。

机体抵抗力减弱：流产后、产后、月经期等全身及局部抵抗力低下；侵入性的检查或治疗时防治感染措施不严格，如在诊室进行诊断性刮宫术、宫颈炎治疗术、子宫输卵管通液术、置入宫内节育器术等；由邻近组织器官炎症波及而感染，主要是生殖道炎症，如宫颈炎、子宫内膜炎等逆行感染，亦见于化脓性阑尾炎、腹膜炎扩散到输卵管等盆腔生殖器官；性交传染，如不洁性交、滥交、丈夫感染反复传染给妻子。

急性输卵管炎的症状

急性输卵管炎发作时有下腹痛、坠胀，尿频、尿痛，阴道排液呈脓血状，可伴寒战、发热，还可能有腹胀、便秘或腹泻等症状。若在月经期或流产后发病，则流血量增多，经期延长。

急性输卵管炎的治疗

对急性输卵管炎、盆腔炎的治疗，消炎必须及时、有效、彻底，预防输卵管炎症慢性化粘连、堵塞导致不孕症。

依据致病微生物及药物敏感试验，选择有效的抗生素，药量要足、消炎要彻底，有效控制感染。

非特异性细菌类感染：通常应用青霉素类、庆大霉素、红霉素、头孢菌素类均较敏感。生殖道常混合厌氧菌感染，应用甲硝唑或替硝唑。

淋球菌感染：大量青霉素、头孢霉素类、大观霉素（淋必治）、米诺环素。

沙眼等感染：米诺环素，比较敏感有效。

除抗生素治疗外，还可选用清热解毒类中药配合治疗。

患者应注意卧床休息，半卧位以利炎症局限，防止上行扩散。注意补充营养、维持水和电解质平衡，诊断明确后可适当用解热止痛药。

对输卵管卵巢脓肿、盆腔脓肿破裂患者，应即时手术清除病灶，以防炎症迅速扩散成败血症危及生命。

慢性输卵管炎

慢性输卵管炎的常见原因为下生殖道炎症上行扩散感染，如慢性子宫颈炎、子宫内膜炎、宫旁组织炎等，引起输卵管炎症改变。可因致病微生物毒力不强、机体有一定抵抗力，亦可因治疗不恰当、不彻底而呈慢性炎性改变。

此外，急性输卵管炎未经治疗，或治疗不彻底也会转为慢性炎症。

慢性输卵管炎的症状

慢性输卵管炎可无明显不适，一般在以原发或继发不孕后就诊。部分患者有下腹隐痛、腰骶部坠胀痛，月经期、性交后或劳累时加重；平日带下增多，月经期存在月经量较多、经期延长、痛经等症状。可有盆腔炎及子宫颈炎等病史。

慢性输卵管炎的西医治疗

慢性输卵管炎的物理疗法较多，常用的方法有短波、超短波透热疗法，药物离子导入法，红外线照射等。还有药物宫腔灌注法、维生素与肾上腺皮质激素联合治疗等抗炎保守治疗法。

当慢性输卵管炎形成巨大输卵管积水，形成肿块，应考虑切除输卵管。常用的手术方法有腹腔镜手术、宫腔镜手术，或是宫腹腔联合手术等。慢性输卵管炎不易治愈，患者需要加强自身保养。

慢性输卵管炎的中医治疗

中医认为，输卵管阻塞病变常迁延日久，缠绵难愈，一般多采用综合治疗措施，除内服中药外，可同时配合宫腔输卵管注药。中药保留灌肠、外敷、理疗、针刺等疗法。中药以化瘀为主，但攻瘀不宜过猛，破血药不宜久用，并需随时注意扶助正气，伴有月经不调者还应同时调理月经。

生殖器结核与不孕

女性生殖器结核在盆腔炎中并非罕见，且病程缓慢、隐蔽，其结核菌可随月经血排出，对周围环境形成传染源。

生殖器结核是由结核杆菌引起的女性生殖器炎症，多见于20～40岁女性，也可见于绝经后老年女性。多由身体其他脏器的结核如肺结核、肠结核等血行散播而来，也可为腹腔内直接蔓延。输卵管结核占此症的85%～90%，其次为子宫内膜结核、卵巢结核、子宫颈结核、盆腔腹膜肺结核等。近年因耐多药肺结核、艾滋病的增加以及对结核病控制的松懈，生殖器结核发病率也有升高趋势。一旦确诊为生殖器结核，应转至结核病专科医院治疗。

患生殖器结核的原因

该病感染以继发性为主，主要来源于肺结核、肠结核、腹膜结核。生殖器结核潜伏期很长，可达1～10年，多数患者在日后发现生殖器结核时，其原发病灶多已痊愈。生殖器结核传播途径有以下几种。

①血行传播

血行传播为生殖器结核传播的主要途径。青春期时正值生殖器发育，血供丰富，结核菌易借血行传播，结核菌首先侵入呼吸道，并迅速传播，在肺、胸膜或附近淋巴结形成病灶，经血循环传播到内生殖器官，首先是输卵管，然后逐渐波及子宫内膜及卵巢。子宫颈、阴道、外阴感染少见。

②腹腔内直接蔓延

结核性腹膜炎、肠道结核、膀胱结核与内生殖器官发生广泛粘连时，结核杆菌可直接蔓延到生殖器官表面。输卵管结核常与腹膜结核并存。淋巴传播较少见，消化道结核可通过淋巴管传播感染内生殖器。性交传播极罕见，男性患泌尿系结核，可通过性交传播上行感染。

生殖器结核的类型

女性生殖器结核中输卵管是受累最多的部位，占90%～100%，多为双侧性，但双侧病变程度可能不同。

输卵管结核由于不同的感染途径，结核性输卵管炎初期大致有3种类型。

①结核性输卵管周围炎

输卵管浆膜表面布满灰白色粟粒样小结，开始并不波及深层肌肉和黏膜组织，整个浆膜面充血、肿胀，可能出现少量腹水。

②间质性结核性输卵管炎

最初在黏膜下层或肌层出现散在的小结节，病灶开始比较局限，继续发展则向黏膜和浆膜方向侵犯。

③结核性输卵管内膜炎

常发生于输卵管的远侧端。随着细菌毒力及机体免疫力的不同，病变继续发展，大致又有增生粘连型和渗出型两种类型。增生粘连型较为普遍，80%结核性输卵管内膜炎属于此类，病变进展缓慢；渗出型为急性或亚急性，输卵管显著肿胀，结核性输卵管积脓。

生殖器结核的症状

女性生殖器结核病程发展缓慢，症状随病程轻重不同有很大差异，有的除不孕外可无任何症状与体征，而较重病例可有全身明显症状。

①不孕

不孕是生殖器结核的主要症状，患者基本上都有原发或继发不孕，尤以前者居多，可达85%。输卵管病变（输卵管僵硬、蠕动受限，丧失运输功能）常影响精子或受精卵的输送而致不孕。子宫内膜结核妨碍因受精卵着床而造成不孕或流产。

②下腹坠痛

由于盆腔炎性疾病和粘连，可有不同程度的下腹坠痛、经期加重。

③不规则子宫出血

一般月经不受影响，当引起盆腔器官瘀血或子宫内膜有炎性改变时亦可出现各种各样的月经变化。早期因子宫内膜充血及溃疡，可有经量过多；晚期因子宫内膜遭不同程度破坏而表现为月经稀少或闭经，多数患者就诊时已为晚期。

④全身症状

生殖器结核患者可有结核病的常见症状，若为活动期可出现疲劳、乏力、食欲缺乏、体重减轻、持续傍晚体温轻度升高、盗汗等慢性消耗症状，但多数患者缺乏自觉症状，常在系统体检时发现。有时仅有经期发热，但症状重者可有高热等全身中毒症状。

生殖器结核的诊断与治疗

为进一步提高诊断率，医生对可疑征象不可轻易放过，如不孕患者有月经稀少或闭经者，未婚而有低热、消瘦者，慢性盆腔炎久治不愈者，有结核病接触史或本人曾有结核病史者应首先考虑生殖器结核的可能。

50%以上早期曾有过生殖器以外的结核病，如肺结核、胸膜炎、结核性腹膜炎、结节性红斑，以及肾结核、骨结核等，均须特别警惕本病的可能。不孕常常是本病的主要或唯一症状。另外，生殖器结核患者中约20%有家族结核病史。因此，对这类病人应仔细查问有关结核病家族史。

部分生殖器结核病人有长期慢性消耗病史，食欲差、消瘦，易于疲劳乏力，持续午后低热或月经期发热，月经不规则，长期下腹部隐痛。妇科检查有附件炎性肿块，几乎即可诊断为附件结核。对于无明显感染病史，病程经过缓慢，一般治疗效果不好的附件炎块也应考虑为本病。

生殖器结核诊断一经明确，不论病情轻重，均应给予积极治疗，尤其轻症病人，难以肯定其病灶是否已静止或治愈，为防止日后病人一旦免疫功能下降，病情可能有发展；即使无明显症状，亦应晓以利害，说服其接受治疗。通常在医生的指导下，采取以抗结核药物的规范治疗为主，休息营养为辅的治疗原则，一般不做手术治疗。

▶ 其他因素造成的不孕

女性免疫性不孕

免疫性不孕是指因免疫性因素而导致的不孕。

免疫性不孕占不孕症的10%～30%。在正常性生活情况下，机体对生殖过程中任何一个环节产生自发性免疫，延迟受孕2年以上，称为免疫性不孕症。免疫性不孕症有广义与狭义之分。广义的免疫性不孕是指机体对下丘脑—垂体—卵巢（睾丸）轴任一组织抗原产生免疫，女性可表现为无排卵、闭经，男性可表现为精子减少或精子活力降低。狭义的免疫性不孕包括抗精子抗体、抗子宫内膜抗体、抗卵子抗体等各类免疫性不孕。

免疫性不孕是相对概念，是指免疫使生育力降低，暂时导致不育。不育状态能否持续取决于免疫力与生育力的相互作用，若免疫力强于生育力，则不孕发生，若后者强于前者就能怀孕。不孕常有多种因素同时存在，免疫因素可作为不孕的唯一原因或与其他病因并存。

免疫性不孕的种类

免疫性不孕分为同种免疫、局部免疫和自身免疫三类。

①同种免疫

指男方的精子、精浆作为抗原，在女方体内产生抗体，使精子凝集或使精子失去活动力。在一般情况下，女性并不产生免疫反应，只有15%～18%的不孕女性体内有抗精子抗体存在。女性在经期或有子宫内膜炎等疾患时，子宫内膜有损伤或者肛门性交，精子及其抗原物质才易于进入血流而激发女性的免疫反应。

②局部免疫

局部免疫是指不孕女性的子宫颈黏膜及子宫内膜含有能产生免疫球蛋白G和A的淋巴样细胞，子宫颈黏液内含有抗精子的免疫球蛋白G、免疫球蛋白A和免疫球蛋白M，使得子宫颈及生殖道对精子具有局部免疫作用。

③自身免疫

自身免疫是男性精子、精浆，或女性卵子、生殖道分泌物、激素等溢出生殖道进入自身的周围组织，造成自己身体的免疫反应，在体内产生相应的抗体物质，影响精子的活力或卵泡成熟和排卵。有人研究证实，5%～9%的不育男性体内有抗精子抗体存在，其产生的原因可能是由于双侧输精管阻塞或结扎，或过去患有严重的生殖道感染所致。

免疫性不孕的原因

①抗透明带抗体引起的不孕

抗透明带抗体遮盖了位于透明带上的精子受体，使精子识别不了自己的受体，也就无从与卵子结合。

抗体可以稳定透明带表面结构，因而能抵抗精子顶体酶对透明带的溶解作用，使精子穿透不了透明带。

如已受精，因透明带结构稳定，致胚胎被封固在透明带内而无法着床。

②宫颈免疫性不孕

为什么抗精子抗体会导致不孕？是因为宫颈的免疫反应抑制精子穿透宫颈黏液，杀伤精子并降低精子的成活率，或抑制精子的获能、顶体反应和受精。因此，宫颈免疫功能失调也是女性不孕的重要原因之一。

③性交过频

性交过频也是诱发女方产生免疫性不孕的一个重要原因。精子和精液都含有多种蛋白质，对于某些能产生特异性免疫反应的女性来说，如果频繁反复地接触丈夫的精子和精液，这些异性蛋白质被女性生殖道吸收后，很容易激发体内产生抗精子抗体。

抗精子抗体主要有两种，一种叫"凝集抗体"，一种叫"制动抗体"。当精子移到子宫颈时，如果遇到前者，精子就会黏附、堆积在一起，互相束缚，失去活动的能力，被女性生殖黏膜所吸收，导致免疫性不育的恶性循环。精子如果遇到后者，则会使精子的行动受阻，从而使精子与卵子无法相会。

此外，"制动抗体"还可以使子宫及输卵管的收缩能力减弱，影响精子向子宫腔内移动，所以，即使勉强受精、着床，也往往会引起胚胎发育障碍而有早期流产的可能。因性交过频而不育的夫妇，最好暂停一段时间性生活，然后再行房事，这样才有希望受孕。

④多个性伴侣

抗精子抗体最容易产生在有多个性伴侣的育龄期女性。男性的精液及其中所含的精子是一种抗原性的物质，这种抗原不容易被完整、健康没有病损的生殖道黏膜吸收，而有多个性伴侣的女性，生殖道黏膜容易受损伤或继发感染发炎，使生殖道黏膜表面的天然保护屏障作用减弱或缺失，就容易使精液中的抗原吸收，引起体内抗原抗体反应，从而产生抗精子抗体。另外，性关系混乱的女性因为经常接受多个男性混杂的精液，又容易发生精液过敏反应，由此产生一定数量的抗精子抗体。此外，女性性生活过度时，还可引起神经体液对内分泌功能的调节作用失调，由此对免疫功能也可产生很大影响。

不洁性生活的女性产生抗精子抗体的概率非常高，如果不孕不育，首先要检查是不是免疫性因素引起的，如果是对精子过敏造成免疫性不孕，要及时消除这种因素，以便能够顺利受孕。

⑤过敏体质

免疫性不孕也可发生在性生活正常的女性中，这些女性大多是过敏体质，因对其丈夫的精液发生过敏反应而引起不孕。新婚女子第一次对丈夫的精液发生过敏反应后，当再次接触其精液时，精子的功能会被抑制或灭活，即使已受精，也会影响受精卵着床，所以也很难受孕。

免疫性不孕的治疗

宫颈免疫性不孕的检测方法有精子凝集试验、混合凝集试验、精子制动试验、酶联免疫吸附试验、免疫荧光试验（直接法和间接法）、抗球蛋白放免法、免疫珠结合试验等。

对女性体内存在抗体所致的免疫性不孕，可试用阴茎套性交法或同时服用皮质激素类免疫抑制剂进行治疗。

避免抗原接触：每次性生活时使用避孕套可以避免精子抗原对女方的进一步刺激。待女方精子抗体水平下降时，在排卵期不使用避孕套进行性生活，或进行人工授精。

免疫抑制方法：肾上腺皮质激素类药物具有抗炎、干扰巨噬细胞的作用。因此可用于治疗免疫性不孕症。

子宫腔内人工授精：当患者宫颈黏液中存在精子抗体干扰生育时，可将其丈夫的精液在体外进行处理，分离出高质量精子后进行人工授精。此法避免了宫颈黏液中精子抗体对精子通过的限制。

体外授精：将精子与卵子在体外培养授精，于授精后3～5天植入宫腔，因此，精子在授精前无须与含有精子抗体的女方生殖道局部接触。授精后，由于孕卵透明带的保护作用，使精子抗体不能攻击孕卵，这样孕卵就可以着床。

子宫内膜异位症

子宫内膜异位症是指子宫内膜组织（腺体和间质）出现在子宫腔与子宫肌层以外的部位，是一种常见的妇科疾病。

在正常情况下，子宫内膜覆盖于子宫体腔面，如因某种因素，使子宫内膜在身体其他部位生长，即可成为子宫内膜异位症。这种异位的内膜，在功能上随雌激素水平而有明显变化，有部分受孕激素影响。

子宫内膜异位症的病因

子宫内膜异位症是一种良性疾病，但表现为特殊的病理生理现象，病变可种植于不同部位，有再生能力，亦可有远处转移与蔓延，其病因与发病机制至今仍未完全清楚。

近年来免疫学相关研究认为，子宫内膜异位症的产生可能由于遗传因素反应的免疫功能障碍所致，发病迟早和病情轻重与免疫功能低落程度有关；内分泌学研究则认为与黄素化未破裂卵泡综合征、高催乳血症、黄体功能异常有关；而分子生物研究认为，某些基因可能在子宫内膜异位症的发病原因中起重要作用，或直接导致内膜种植、生长，或通过某种免疫机制导致异位内膜种植，还能通过延缓异位内膜细胞的凋亡，延长异位内膜的寿命。

总之，关于子宫内膜异位症的发病机制的说法是多种多样的，病因及病情程度也因人而异，其确切的发病原因还有待进一步研究。

子宫内膜异位症的症状

子宫内膜异位症的症状与体征随异位内膜的部位而不同，并与月经周期有密切关系。

下腹痛和痛经：疼痛是子宫内膜异位症的主要症状。继发性进行性加重的痛经是本病的典型症状，疼痛常随着月经周期而加重，月经来潮前1～2天开始下腹、腰骶部疼痛，呈持续性，可放射至阴道、会阴、肛门、大腿。月经过后，异位内膜逐渐萎缩，痛经也就逐渐消失。

月经异常：15%～30%的患者有经量增多，经期延长，或者月经淋漓不尽、经期前点滴出血等症状，可能与卵巢实质病变无排卵黄体功能不足或合并有子宫腺肌症、子宫肌瘤有关。

不孕：子宫内膜异位患者常伴有不孕。不孕与内膜异位症的因果关系目前尚有争论，盆腔内膜异位症常可引起输卵管周围粘连导致管腔堵塞，或因卵巢病变影响排卵而造成不孕。但也有人认为长期不孕，月经无闭止时期，为子宫内膜异位提供了机会，而一旦怀孕，异位内膜就会受到抑制而萎缩。

性交不适：出现在子宫直肠窝、阴道直肠隔的异位内膜，会使周围组织肿胀而影响性生活。

大便坠胀：一般发生在月经前期或月经后，患者感到粪便通过直肠时疼痛难忍，而其他时间并无此感觉。如果异位内膜深达直肠黏膜，就会有月经期直肠出血。

膀胱症状：如果子宫内膜异位到膀胱，患者就会出现周期性尿频、尿痛症状；侵犯膀胱黏膜时，还会发生周期性血尿。

流产：子宫内膜异位症患者流产率也较高，据有关专家报道，可达44%～47%。

子宫内膜异位症的诊断

①了解病史

不孕史：约有50%的子宫内膜异位症患者伴有不孕，常因病变造成盆腔肿块、粘连、输卵管堵塞、卵泡发育不好、排卵障碍等。而一旦怀孕则异位内膜受到抑制而萎缩，对病症起到很好的治疗作用，部分习惯性流产是子宫内膜异位症造成的。

痛经史：渐进性痛经，是子宫内膜异位症常见而突出的特征，多为继发性，即自发生内膜异位开始，以往月经来潮时并无疼痛，而从某一个时期开始出现痛经，可发生在月经前、月经时及月经后。有的痛经较重难忍，需要卧床休息或用药止痛，疼痛常随着月经周期而加重，月经结束而消失，大约有21%的患者无痛经症状。

性交痛病史：当异位内膜出现在阴道穹隆部、直肠凹陷处导致粘连时，均可产生性交痛。

月经不调史：患者常有月经周期缩短、经量增多或经期延长等现象，说明患者的卵巢功能出现了障碍。

②妇科检查

子宫胀大：患者往往子宫胀大，但很少超过3个月妊娠。如为后位子宫，往往粘连固定。

有结节：在子宫直肠窝、子宫骶韧带或宫颈后壁常可触及硬性小结节，如绿豆或黄豆大小，多有明显的触痛，肛诊更为明显，这点很重要。

③辅助检查

B超检查：是目前辅助诊断子宫内膜异位症的有效方法，通过声像图观察卵巢、子宫内膜异位囊肿，可确定肿块性质及来源，还可在超声指导下穿刺抽取囊液或活检以明确诊断。

腹腔镜检查：腹腔镜检查是目前诊断子宫内膜异位症的金标准，通过腹腔镜可直接窥视盆腔，见到异位病灶即可明确诊断，且可进行临床分期，以决定治疗方案。

X线检查：可做单独盆腔充气造影、子宫输卵管碘油造影、单独子宫输卵管造影。

临床上应与子宫肌瘤、附件炎、卵巢恶性肿瘤、直肠癌等疾病相区别。

子宫内膜异位症的治疗

治疗前尽可能明确诊断，并考虑患者年龄、对生育的要求、病情严重程度、症状及病灶范围，进行全面考虑，确定治疗方案。

①激素治疗

激素治疗主要通过服用高效孕激素类药物，如内美通、达那唑、炔诺孕酮等，抑制排卵，让异位的子宫内膜萎缩、退化。但有些药物主要通过肝脏代谢，可能对肝细胞产生一定损害，故患有高血压、心脏病、肾功能不全者不宜应用。

②手术治疗

手术治疗是子宫内膜异位症的主要治疗方法，可以基本上明确病灶范围和性质，对解除疼痛、促进生育功能效果较好，且疗程短，尤其适用于重症患者，如纤维化多、粘连紧密、药物不易奏效。较大卵巢内膜样囊肿，药物治疗无效，手术尚有可能保留卵巢组织。手术可分为保守性手术、半根治性手术和根治性手术3种。

保留生育功能手术（保守性手术）：主要用于年轻、有生育要求者。保留子宫及附件（尽量保留双侧），只是切除病灶，分离粘连，重建卵巢，修复组织。近年来，应用显微外科手术，使手术效果臻于完善，提高了手术后妊娠的成功率，降低了复发率。

保守性手术的重要目的之一是妊娠足月分娩，所以术前应对夫妇双方进行彻底的不孕检查。术后复发者仍可再次采用保守手术，仍然有疗效。

③放射治疗

放射治疗用于子宫内膜异位症已有多年历史，其作用在于破坏卵巢组织，从而消除卵巢激素的影响，使异位的内膜萎缩，达到治疗的目的。采用放射治疗必须先明确诊断，特别是不能将恶性卵巢肿瘤误诊为子宫内膜囊肿，以致错治而延误正确治疗。

④中医辨证治疗

子宫内膜异位症一般证情较复杂，其病机多由气滞血瘀、寒凝痰阻、肝肾亏损、气血运行不畅所致。中医将此病归属于痛经、症瘕积聚和不孕等范畴。

根据辨证施治的原则，子宫内膜异位症一般分为四型：气滞血瘀型，宜疏肝理气，活血祛瘀；寒凝血瘀型，应温经散寒，活血祛瘀；气虚血瘀型，可用益气补阳，活血祛瘀之法；热郁血瘀型，则宜清热和营，活血祛瘀。

高催乳素血症

催乳素（PRL）是腺垂体分泌的一种激素。高催乳素血症指血中催乳素异常升高大于1.14nmol/L（25ug/L）。

高催乳素血症的常见原因

①生理性因素

妊娠、产后及哺乳、睡眠、进食、情绪紧张及剧烈运动等均可引起高催乳素血症。

空腹、胰岛素性低血糖、运动、应激、性交时催乳素明显升高。

②病理性因素

病理性因素包括垂体疾病、下丘脑疾病、甲状腺和肾上腺疾病、异位催乳素分泌综合征、多囊卵巢综合征等。

③药物因素

包括麻醉药物（吗啡、美沙酮等）、抗精神病药物（氟哌啶醇、苯丙胺和地西泮等）、激素类药物（雌激素、口服避孕药等）、抗高血压药物（甲基多巴、利血平等）、影响多巴胺代谢和功能药物（吗丁啉、阿肽等）等。

高催乳素血症的症状

月经失调：原发性闭经占4%，继发性闭经占89%，月经稀发、月经过少占7%，功能失调性出血和黄体功能不全占23%～77%。

溢乳：溢乳为显性或挤压乳房时出现，为水样、浆液或乳汁。乳房外观多正常。

不孕：不孕发生率占70.7%，可为原发性不孕或继发性不孕，与无排卵、黄体功能不全或黄素化不破裂卵泡综合征相关。

低雌激素血症和高雄激素血症：雌激素降低引起潮红、心悸、自汗、阴道干涩、性交痛、性欲减退等，雄激素升高引起中度肥胖、脂溢、痤疮和多毛。

除上述症状外，部分患者还可能出现视力和视野变化、肢端肥大症等。

高催乳素血症的诊断

诊断高催乳素血症首先应了解患者病史，包括是否服用治疗消化系溃疡、中枢神经系统疾病、高血压疾病药物及服药时间。甲低（甲状腺功能减退）时是否出现畏寒、皮肤干燥、出汗减少等症状。分娩后哺乳时间是多少？是否曾流产、早产？是否有视野及视力障碍？

初诊时一定要检查乳房是否有乳汁分泌；用孕激素后观察有无撤退性出血，垂体腺瘤病病人多为Ⅱ度闭经。

辅助检查包括测定血清催乳素（PRL）水平、测定血清甲状腺素、蝶鞍正侧位X相及头部CT或MRI扫描。

高催乳素血症的西医治疗

病因治疗：如是由甲状腺功能低下引起的高催乳素血症，可治疗甲状腺疾病。

特发性高催乳素血症的治疗：主要是药物治疗，通过治疗，降低催乳素水平，恢复排卵，解决受孕问题；或促使月经正常，改进性生活质量，维持女性健康心理，防止骨质疏松。

溴隐亭疗法：溴隐亭为半合成麦角碱衍生物，多巴胺受体激动药，适用于各种类型高催乳素血症，也是治疗垂体腺瘤首选药物。

卡麦角林：为长效、高效抗催乳素制剂，临床疗效和耐受性良好。临床观察表明，卡麦角林疗效和耐受性均优于溴隐亭，是治疗高催乳素血症首选、安全和有效的新一代药物。

卡麦角林能明显地缩小垂体肿瘤甚至使其完全消失，可用于治疗对溴隐亭耐药的垂体巨大腺瘤。临床资料表明，虽然卡麦角林对妊娠无显著不良影响，但治疗过程中一旦恢复排卵，也应在妊娠前一个月停止治疗。

促排卵治疗：适用于高催乳素血症、无排卵性不孕、单纯溴隐亭治疗不能成功排卵和妊娠者，可用氯米芬、尿促性腺激素、绒毛膜促性腺激素等。

对于肿瘤型高催乳素血症，可根据病情在医生指导下使用溴隐亭治疗，或进行手术治疗、化学治疗（放疗）。

高催乳素血症的中医辨证治疗

高催乳素血症属中医的闭经、月经不调、不孕、乳泣范畴，多由情志所伤，肝气郁结所致。治疗原则：肝郁血瘀型，应疏肝解郁，活血化瘀；肝郁肾虚型，宜疏肝补肾；肝肾阴虚型，滋养肝肾为主；脾肾阳虚型，温补脾肾为要。

女性性功能障碍

　　人的性功能与生育功能既紧密相关，又不完全是一回事。患有各种性功能障碍的女性，只要能完成性交，而且不合并其他生殖系统解剖异常和功能障碍，即可以照常怀孕、分娩。当然，由于各种性功能障碍，性交机会可能减少，受孕的机会也会有所减少。

　　相对于男性性功能障碍，女性也有性功能障碍，与男性性功能障碍不同的是，女性发生性功能障碍，心理性障碍远盖过生理性障碍。女性性功能障碍是指女性性反应周期一个或几个环节发生障碍，或出现与性交有关的疼痛。女性性功能障碍的诊断主要依靠临床判断。需要注意的是，这种障碍必须已造成患者心理痛苦或双方性生活困难，不存在频率或严重程度方面的最低规定，同时要考虑患者的文化程度、伦理、宗教及社会背景等，这些因素均会影响患者性欲和性期望。

　　女性性功能障碍发生率的流行病学资料少，报道发生率差异较大。国外报道女性性功能障碍的总发生率为30%～60%，性欲障碍和性高潮障碍居多。美国对1749名18～59岁女性志愿者的调查结果显示，43%有性功能障碍，其中22%为性欲障碍，14%为性唤起障碍，7%为性交痛。丹麦的调查资料显示，性欲缺乏占42%，性交时无快感占20%。缺乏性兴趣和性高潮障碍是最常见的性功能障碍，发生率分别为26%～48%和18%～41%。国内资料不多，近年对540名23～55岁健康女性的调查发现，性生活不满意占55.5%，性高潮占39.7%，性交频率每月少于2次占31.75%。

女性性功能障碍的表现

①性欲抑制

性欲抑制是以性生活接受能力和性活动发起要求均降低为特征的一种状况。性欲抑制的临床特征是：

性活动频率很低：少于每月两次，或虽高于此数，但系极不情愿地被动接受。

主观缺乏对性生活的欲望：包括缺乏性梦和幻想，当剥夺其性活动时也无挫折感。

性欲低落：对性生活无任何要求，亦无性欲冲动，表现出无所谓的态度。

性交不能：不能进行性生活。此种情况，常存在主观或客观的原因，要进行全面的了解与详细的检查。

②性厌恶

对与性伴侣之间的性器官接触或性念头采取持续的排斥或憎恶反应，其特点是对性的强烈不合理的极端畏惧或回避。性厌恶也可能是境迁性的，有时只针对特定对象、特定性别。

③性唤起障碍

性唤起是一个人在性兴奋中的主观体验及性兴奋所达到的程度，是否达到唤起，多凭病人的自我报告。

性唤起障碍患者通常在性活动完成之时，病人仍未能获得或保持兴奋所具有的阴道润滑、肿胀等生理反应。在性活动中缺乏性兴奋的主观感受或乐趣。

④阴道痉挛

阴道痉挛又称性交恐惧综合征，它是一种影响女性反应能力的身心疾病，系指在想象或事实上试图向阴道内插入阴茎或一个类似物时，围绕阴道外1/3的肌肉发生不随意的痉挛反射，以致性交很难或根本不能完成。

阴道痉挛可分为原发与继发两种。前者于婚后，性器官一接触，阴道即痉挛，使性生活不能完成。后者为婚后有过正常的性生活，数月或数年后产生这一情况。

根据痉挛产生的时间，可分为性交前、性交进行中两种，前者不能完成性生活，后者可使性交中断，甚至配偶极感疼痛。

⑤性交不适应和性交疼痛

夫妇在性交时不是感到愉快，而是感到非常不适甚至疼痛，可分为性交后不适和性交疼痛。

性交后不适：不适的症状可有多种，如恶心、呕吐、头晕、头痛与胸闷等。

性交疼痛：一般可分浅痛和深痛两种。阴茎未进入阴道感到疼痛为浅痛，性欲高潮时阴茎顶入阴道深部感到疼痛为深痛。这种情况可发生在性交以后或一直持续到性交后几个小时甚至几天。

⑥性高潮障碍

性高潮障碍指足够的性刺激和性兴奋后，持续或反复发生的性高潮困难、延迟、缺如，并引起心理痛苦。

⑦神经性焦虑与性恐怖症

对将要进行的性生活产生恐怖与惧怕心理。平时若一接触此问题，亦产生或发作神经性的不安与焦虑。

女性性功能障碍的常见原因

①器质性病变

首先要进行全面的妇科检查。以下各种原因与病理改变会造成性生活困难。

先天性性器官发育异常包括处女膜发育异常、阴道发育异常等。

外阴疾病：包括外阴湿疹、外阴创伤（外阴擦伤或血肿）、外阴溃疡、阴蒂或小阴唇粘连（由于炎症或创伤所引起）、外阴干皱、萎缩性硬化性苔藓、巴氏腺囊肿等。

炎症：盆腔各部位炎症，均可影响性生活，如巴氏腺炎及巴氏腺脓肿、各种类型的阴道炎（滴虫性、霉菌性阴道炎）、宫颈炎、附件炎、盆腔炎、宫体炎、宫骶韧带炎。

子宫内膜异位症：性交疼痛为本症主要症状之一。

一切影响卵巢功能的各种疾病：卵巢本身因素引起的疾病，如卵巢发育不良、原发性与继发性卵巢功能衰竭（后者包括手术切除双侧卵巢、放疗或化疗后遗症等）等。

②功能性（心因性）障碍

经过全面而细致的盆腔器官检查，未发现任何器质性病变，则要进一步分析有无心因性因素或功能性的障碍问题，再做进一步的探讨。有关心因性因素所产生的功能障碍，可有以下几个方面。

既往的恶性刺激所遗留下来的种种不安与惧怕：例如，未婚人流与频繁的人工流产所造成的痛苦与后遗症；新婚性交粗暴与不适造成对性生活的畏惧与厌烦；分娩所造成的痛苦或分娩所产生的并发症。

情感与情绪因素：不愉快的婚姻与对配偶的厌恶，以至憎恨；本人的主观猜疑与丈夫的不切合实际的怀疑，使双方产生心理上的困惑与苦闷，进而造成隔阂与精神上的障碍；知道或猜疑对方有某些疾病，不敢接触、不敢亲吻或爱抚，担心感染传染性疾病。

配偶行为因素：欢愉的性生活，是夫妇双方共同完成的，要在相互理解与体谅中进行。因此，配偶的行为，影响着女方性感与舒畅，但也可导致厌烦与逃避。例如，丈夫的粗暴与不善体贴；频繁的性生活及不洁性交；丈夫本身性功能障碍或存在某些缺陷，对性知识认识不正确，却责怪妻子不善于配合。

其他因素：如住房拥挤、老少同室等环境因素以及其他原因等。

目前对女性性反应尚无客观或量化的测量方法。女性性功能障碍需要综合病史、性功能评估、体格检查及实验室检查等才能做出诊断，并给出治疗方案。

职业与不孕

职业因素对生殖机能是有影响的，并且已被临床证实。比如，接触铅、汞、二硫化碳，常会导致女性月经异常；铅作业女工及男工的妻子，自然流产、死产、早产及婴儿死亡率会明显增高等。随着工业的发展，新职业（工种）的不断涌现，暴露于有害职业环境的人数也会增加。因此，有害职业因素与不孕的关系问题，正日益受到重视。

职业因素导致不孕的特点

● 不孕者有从事某职业较长时间的历史。

● 不孕的发生与接触有害职业因素的时间和程度有关。

● 从事该职业人员的不孕率高于普通人群。

● 职业因素对生殖功能的影响可能是暂时性的，也可能是永久性的。如是暂时性，脱离该职业一段时间后可自然妊娠。

● 不同的职业因素可引起同一生殖环节的障碍，如许多化学物质、重金属元素均可影响精子的生成。

● 同一种职业因素可影响生殖功能的多个环节，临床上表现为不孕、流产、早产、胎儿生长发育异常等。

● 有害职业因素往往对男性、女性生殖功能同时造成影响。

职业因素对生殖的影响主要靠流行病学进行研究。对男性的影响主要通过精液分析，其次为性功能。女性可以通过对月经的影响来间接地分析、推断。

导致不孕的职业及相关因素

①金属元素与不孕

自然界广泛存在着各种金属和微量元素，但只有很少一部分会对生殖系统产生毒性。人体长期接触该类有毒物质而又未能采取有效措施时，人类的生殖功能就会受到损害。

铅：近一个世纪以来，铅一直被认为对生殖有害，甚至曾被用作堕胎药。铅可直接干扰精子的正常形成过程。

铅对生殖功能的最大影响是其较强的胚胎毒性。瑞典的研究表明，工作中暴露于铅环境的女性自然流产率较高，离开接触铅的相关工作岗位后，自然流产就会得到改善。铅作业男性的妻子，其流产率也增高。双方均暴露于铅环境中的夫妇的自然流产率最高。这说明铅孕前可作用于卵子和（或）精子，孕后也可作用于胚胎。

硼：精子细胞和精子对硼甚为敏感。动物实验表明，大鼠和狗长期接触硼可引起睾丸萎缩。有文献报道，职业性接触硼的男性可发生不育、精子减少、性欲降低。

镉：镉对男性生殖系统的损害主要集中在睾丸，特别是睾丸曲细精管的生精上皮和间质细胞可直接受到损害，睾丸组织发生退行性改变，睾丸和附睾亦可发生出血性坏死，使睾酮的产生量减少。

铬：动物实验表明，大鼠接触三价铬或六价铬化合物可使曲细精管内精子细胞减少。

锰：锰用于炼钢工业、化学工业，也是一种汽油添加剂。大剂量的二氯化锰可使实验动物丧失生殖功能。据研究报道，职业性接触锰的男性会性欲低下或阳痿。重度锰中毒者睾丸有萎缩性变化，以及雄性激素减少。锰作业女工的月经紊乱发生率高达40.2%，可使其排卵障碍、黄体不健康。

汞：汞作业女工常月经紊乱，且患病率与能反映接触水平的尿汞浓度有关。月经异常患病率高达51.9%。汞对妊娠有直接影响，因此，汞作业女工自然流产率比普通女性高。

银：给实验动物皮下注入银盐，可引起睾丸退变，曲细精管内精子发生轻度抑制，周围组织充血，淋巴管扩张和点状出血。

铜：铜可明显降低精子的糖酵解水平，同时抑制其氧化代谢反应，此外还能直接杀死精子。目前认为铜是对精子最有害的金属元素。据此，带铜节育器已广泛应用于临床。

②物理因素与不孕

电离辐射：电离辐射可作用于机体，引起细胞器官受损。人们很早就认识到，接触放射线可使睾丸生精功能受损。由于睾丸生成精子是一个连续不断的过程，所以放射线作用于这个过程的任何环节和部位均可导致生精功能障碍。电离辐射对胚胎及胎儿发育也有影响，可导致小头畸形及智力低下。

高温：人们很早就认识到温度与精子生成之间的关系。实验证明，给睾丸每天局部加温30分钟，15～20天内即对生精过程产生不利影响。长时间的温热效应将导致生精作用障碍的不可逆变化。

正常情况下，腹腔温度较阴囊高2℃～4℃。临床观察已证实，隐睾患者精子减少或无精子是睾丸长期处于高于阴囊温度的腹腔内的缘故。此外，长期热水浴、蒸汽浴，或长期在高温下作业，如冶金、钢铁、铸造工人，烤面包工等，在高温环境下生活均可发生精子生成障碍。

噪声：有研究发现，噪声可引起女性月经紊乱，而且随着噪声程度的增加，月经紊乱的发生率也明显提高。当女工在噪声程度为86dB～90dB的环境下工作时，月经紊乱的发生率为21.92%；噪声程度增强到102dB～104dB时，月经紊乱发生率为26.35%；而噪声程度＜80dB时，月经紊乱的发生率只有9.63%。近年的研究还发现，噪声会影响胎儿的听觉发育。

③化学原料、化工物质与不孕

根据世界卫生组织1980～1986年的调查资料，可能引起月经失调的化学物质及有关职业如下。

● 有机染料/苯胺染料（染料业、油漆业）。

● 苯、甲苯、二甲苯（制鞋业）。

● 石油（制鞋业）。

● 石油、氯化碳氢化合物（橡胶制造业）。

● 有机硅清漆（电的绝缘工业）。

● 苯乙烯、尿素、甲醛、三氯乙烯（塑料、化肥、家具等行业）。

● 乙烯氧化物和无机汞。

● 工作中接触一氧化氮的女性生育力较低，如女麻醉师。

现已发现，有许多化学物质对雄性生殖系统有影响，有些具有很强的生殖毒性，应引起高度重视。

苯：化学工业中广泛应用的有机物质——苯，可引起雄性实验动物睾丸损伤和生育力下降。长期接触苯的男性可发生染色体畸变。

己烷、甘油酯、乙二醇、乙醚：据动物实验研究发现，此类物质都具有生殖毒性，它们对人体生殖功能的潜在危害正日益受到重视。

邻苯二甲酸酯：由于环境污染及输血袋的应用，人和动物组织中出现邻苯二甲酸酯类。据实验研究表明，邻苯二甲酸酯可通过减少锌含量而引起睾丸损害。

氯乙烯：现已知道氯乙烯对人体有致癌作用。此外，氯乙烯可使精子减少、活力下降。高浓度氯乙烯还可导致男子染色体畸变，接触氯乙烯者的妻子妊娠时胎儿死亡率较高。

氯丁二烯：接触氯丁二烯的实验动物可产生睾丸损伤，精子量减少。职业性接触氯丁二烯的男性可出现精子生成的形态学和功能性障碍，其妻子的自然流产增高。

目前已经证实化学因素不仅影响受孕，并可致胎儿生长发育异常。另有资料显示，从事药厂、医院、化工厂的实验室工作人员，手术和接触抗癌药物的护士、女麻醉师，橡胶制品的生产女工，接触苯、汞的女性自然流产率也增高。

④接触农药与不孕

动物实验表明，许多杀虫剂具有生殖毒性，流行病学调查已证实，长期接触某些杀虫剂者生殖功能会受影响。

DDT（又称滴滴涕，为有机氯类杀虫剂）：DDT及其代谢产物对生殖功能的有害作用，有些是直接的，有些是间接的，但主要是通过改变激素代谢酶的活性和干扰激素-受体结合而实现的。对于女性，DDT可使雌激素代谢障碍，从而导致月经紊乱和不孕。

二溴氯丙烷（DBCP）：1977年，美国报道了在加利福尼亚农药工厂男工中发现了多例不育。通过对该厂142名男工的精液检查，发现接触DBCP作业工人中精子数减少107例，占75.4%。其中无精子者占13.1%，精子过少者占16.8%，精子计数少于正常者占15.8%。

二溴乙烷：对大鼠的研究表明，二溴乙烷可选择性损害精子，导致一过性不育；睾丸重量和血清中睾酮含量均降低。二溴乙烷也可使牛的精子活力下降，畸形精子增加。实验研究还证明，二溴乙烷具有致突变性和致癌性。

有机磷：有机磷是一种使用较广的杀虫剂。实验表明，硫磷和其他的有机磷可抑制肝脏对睾酮的代谢。由于有机磷抑制胆碱酯酶，故可影响精子的活动和男性生育能力。

敌敌畏：敌敌畏是最常用的家庭杀虫剂。实验表明，它可引起睾丸组织的病理变化，引起曲细精管退化伴精子细胞消失。

林丹（γ-六六六）：林丹用于控制甲虫及水果、蔬菜的病虫害。动物实验表明，它可降低精子数目，使睾丸出现退变、坏死、细胞增生，使曲细精管严重受损。

二硫化碳（CS2）：早在1860年，医学家就发现人造丝厂接触CS2的工人出现性欲改变，睾丸萎缩。此外，化纤厂从事CS2作业的男工，其妻子自然流产率增高，子代出生缺陷发生率也增高。

其他：氯醇酯、二胺、二硝吡咯等均含有直接的睾丸毒素。

⑤其他职业因素与不孕

长时间站立：如教师、外科医师、交警等，由于精索静脉内压持续增高，可造成精索静脉曲张，使睾丸较长时间缺氧，影响睾丸新陈代谢，造成精子数量和质量的下降。

运动员：长期超大运动量的体力训练，紧张、剧烈的运动和比赛常导致女运动员排卵障碍、月经紊乱、闭经，这是在长跑运动员和职业舞蹈演员中常有的表现，检查发现她们雌激素水平较低。

畜禽密切接触者：研究报告显示，北京地区接触家畜、家禽者弓形虫感染率为15.3%。接触家畜、家禽的时间越长，其感染率越高。接触半年的职工感染率为9.5%，接触7个月～5年者感染率为15.1%，接触6～20年者感染率为18.5%，而接触21～35年者感染率高达21.5%。

怎样预防职业因素导致的不孕

要减少有害职业因素对人类健康，包括生殖健康的影响，重要的是做好有针对性的预防工作。

①改善劳动条件

我国对有害职业因素有各种卫生标准，应严格执行。但同时也应注意到，在研究制定标准时，有些标准对生殖的影响考虑得不够。实践证明，改善劳动条件很重要。

②加强劳动保护

企业应严格执行我国现有的各种劳动保护法规，个人应加强自我保护意识。

③深入研究

加强职业因素对生殖机能影响研究，积极发现可导致不孕的有害因素，并研究防范措施。

④灵活管理

对某些职业，提倡多样化的劳动组织形式，如弹性工作制、非全日工作制、阶段性就业等。

⑤因人而异就业

对某职业有害因素特别敏感的工作人员，应调换工作，改变工作环境。

⑥定期体检

定期检查接触有害职业因素的人员的健康状况，包括其生殖健康状况，发现问题及早治疗。

⑦动用辅助生殖技术

一些职业对生殖功能有明显影响，特别是可能有永久性影响的职业的人员，可在接触有害因素前冻存精子，甚至可冻存胚胎，以备万一。

药物滥用与不孕

物质滥用常指药物滥用（吸毒），其次是酗酒与吸烟。

药物滥用（吸毒）

药物滥用（吸毒）是指非医疗目的大量反复使用具有依赖性特性的药物，用药者产生对该药的渴求，这种内在的强迫感驱使他不断地使用该药。滥用者不断追求用药的因素有：一是为了享受它所带来的舒适感，即"欣快"；二是为了避免一旦断药之后所带来令人痛苦不堪的全身症状，即"戒断症状"。

①药物滥用（吸毒）对生殖功能的影响

直接影响

可卡因：较流行的毒品之一。可卡因对生殖功能的影响可能通过下丘脑和垂体起作用。

大麻：吸食大麻使女性由于排卵障碍而致的不孕危险性增加。大麻也妨碍男性精子的正常生成，且这种影响需要经过3~9个月时间才能逐渐消除。

海洛因：吸食足量海洛因成瘾者可改变月经的类型并抑制排卵，其影响在停用后可能是持久的；海洛因也能损伤精子和卵子的染色体而产生畸变，并减少精子数和降低活动性。

间接影响

毒品损害人的意志，滥用者人格丧失、道德沦落，为满足毒瘾常不择手段。如卖淫，使感染性传播疾病的危险性明显增高，对生殖功能的影响是多方面的，其中盆腔炎引起不孕是一个重要因素。

近年来在药品滥用者中采用静脉注射方式的逐年增多，而静脉滥用毒品给吸毒者带来感染性并发症，最常见的有化脓性感染和乙型肝炎，HIV感染也明显增高。

药物滥用者由于意志消沉、精神空虚，或对生活失去希望，往往大量吸烟、酗酒或同时有多种其他的不良生活习惯，从而对生殖功能造成多因素的影响。

药物滥用者不但导致家庭经济崩溃、日常生活困难、营养不良等，往往也会严重影响夫妻间感情，并最终导致家庭破裂。

②药物滥用（吸毒）与不孕

药物滥用（吸毒）作为一个国际性问题，由于其对社会的危害性，长期以来受到各国政府的高度重视。随着毒品的流行，特别是近20年来在青年中的广泛流行及育龄期女性所占比例的不断增加，药物滥用对生殖功能的影响也正越来越受到关注。

近年来的研究表明，目前在药物滥用者中较流行的几种毒品对生殖功能都有一定影响，并且往往影响生殖功能的多个环节。

对于因药物滥用而造成生殖功能损伤者，虽然其损伤可能是长期的，但其对生殖功能的直接影响大多能在1～2年后消除。对此，医患都应有信心。

药源性不孕症

由药物的副作用影响生育者，称为药源性不孕症。据统计，4%～6%的不孕是药物引起的。

①磺胺药类

复方新诺明：常用于治疗尿路感染、呼吸道感染、扁桃体炎等。它在生育方面的不良反应是抑制睾丸功能，使精子数量大为减少，精子活动能力明显低下。

柳氮磺胺吡啶：是用于治疗溃疡性结肠炎的药物，也能导致精液缺乏，使精子异常者达80%，同时伴有精子数量减少，精子活力降低和不育。

②抗生素类

呋喃西林及其衍生物：会抑制睾丸细胞碳水化合物的代谢和氧耗，使生精细胞中的DHA浓度下降，引起精子减少，导致不育。

大环内酯药物：如红霉素、螺旋霉素、麦迪霉素等，会造成精子发育停顿和有丝分裂减少，使精子被杀伤或被杀死，存活的精子活动力也明显下降。

西咪替丁：此药用于治疗十二指肠溃疡，大量持续使用时可引起精子数量减少而致不育。

③激素类

类固醇激素：长期应用过量的类固醇激素，可抑制男性下丘脑—垂体—睾丸轴功能，使睾丸萎缩，精子生成减少，导致不育。这种情况在长期服用类固醇激素的男性运动员中已得到了证实。应用雌激素可使男性出现阳痿、射精延迟和不能射精，即使能射精，也只有很少的精液量。

肾上腺皮质激素：使用肾上腺皮质激素可使女性发生月经不调、闭经，雄性激素可以使女性出现月经推迟、性欲亢进和男性化。

④镇静安眠药

巴比妥和非巴比妥类：长期使用或滥用巴比妥和非巴比妥类镇静安眠药，可使女性出现月经失调和排卵障碍，男性可出现性欲下降、阳痿或性高潮丧失。

氯丙嗪：氯丙嗪对神经系统各个节段均有作用，例如，抑制促性腺激素的分泌，导致雌激素和睾丸素分泌减少。

⑤抗高血压药

利血平是治疗高血压的常用药物，可使组织中的儿茶酚胺耗竭而产生显著的镇静作用，从而间接地降低性欲。长期使用抗高血压药会影响下丘脑的垂体功能，从而抑制精子的产生。

⑥麻醉和镇痛药

吗啡、哌替啶、海洛因等能干扰下丘脑—垂体系统的调节过程，使阴茎不能勃起或勃起不坚，以致不能完成性交过程，造成射精障碍，导致不育。

吸烟与酗酒

①吸烟与不孕不育

英国通过对1.7万名育龄女性进行了11年的追踪研究表明，吸烟可降低生育率。

每天吸烟10支以上的女性不孕率为10.7%，而不吸烟女性只有5.4%。另一项调查也认为吸烟与不吸烟的女性相比，患不孕症的可能性要高2.7倍；如果夫妻双方都吸烟，则不孕的可能性比不吸烟的夫妻高5.3倍。

新的实验研究结果表明，烟草中的尼古丁对精子的外形、能动力及线性游动能力和精子穿透卵子的能力均有影响，且尼古丁浓度越高，影响越大。

近20年来，世界各地女性宫外孕的发生率（主要是输卵管妊娠）增长了两三倍。过去都认为宫外孕的主要原因是盆腔炎和性传播疾病，然而为什么在盆腔炎和性疾病发病率减少的地区，宫外孕仍呈上升趋势呢？专家们一直在寻找新的宫外孕危险因素，其中之一就是卷烟的烟雾。

专家们发现，无论性生活史、盆腔感染史、节育史和生育史怎样变动，宫外孕的发生都与孕妇吸入的烟雾量有明显关系。研究人员将孕妇分成两组，吸烟组的宫外孕发生率为40.1%，而不吸烟组为29.7%，两组有明显差异。美国华盛顿大学的一个研究小组对274名宫外孕患者和同期727名受孕妇女进行了病例对照研究，认为吸烟女性发生输卵管妊娠的危险比不吸烟者高40%。

经研究发现，烟雾可以刺激小血管壁而使其增厚，因而盆腔内血液循环发生变化，从而引起受精卵着床变异等一系列变化。有人认为，尼古丁损伤了输卵管中将卵子送入子宫的微发丝状结构，妨碍受精卵正常输送至子宫。孕妇不但不能吸烟，还应避免到烟雾较多的场所去。

吸烟女性卵子的受精率大大减弱。吸烟女性与不吸烟女性相比，患不孕症的可能性要高出2.7倍。美国研究人员发现，吸烟者的生育力比不吸烟者低72%。统计表明，吸烟的夫妇不孕的可能性比不吸烟的夫妇高5.3倍。

②怎样戒烟

戒烟从现在开始，完全戒烟或逐渐减少吸烟次数的方法，通常3~4个月就可以成功。

● 丢掉所有的香烟、打火机、火柴和烟灰缸。

● 避免参与往常习惯吸烟的场所或活动。

● 餐后喝水、吃水果或散步，摆脱饭后一支烟的想法。

● 烟瘾来时，要立即做深呼吸活动，或咀嚼无糖分的口香糖，避免用零食代替香烟。

● 坚决拒绝香烟的引诱，经常提醒自己，再吸一支烟足以令戒烟的计划前功尽弃。

如何度过戒烟最难熬的前5天？请尝试以下戒烟措施。

● 两餐之间喝6～8杯水，促使尼古丁排出体外。

● 每天洗温水浴，忍不住烟瘾时可立即淋浴。

● 在戒烟的5日当中要充分休息，生活要有规律。

● 饭后到户外散步，做深呼吸15～30分钟。

● 不喝刺激性饮料，改喝牛奶、新鲜果汁和谷类饮料。

● 要尽量避免吃家禽类食物、油炸食物、糖果和甜点。

另外，医生也给了戒烟者一些建议：饭后刷牙或漱口，穿干净没烟味的衣服；用钢笔或铅笔取代手持香烟的习惯动作；将大部分时间花在图书馆或其他不准抽烟的地方；避免到酒吧和参加宴会，避免与烟瘾很大的人在一起；将不抽烟省下的钱给自己买礼物。

值得欣慰的是，如果怀孕前就戒烟，其所生出的婴儿的体重将和从不吸烟的母亲所生婴儿体重基本相同。

③酗酒与不孕不育

医学界将酗酒定义为：一次喝5瓶或5瓶以上啤酒，或者血液中的酒精含量达到或高于0.08。由于大量酒精会杀死大脑神经细胞，长此以往，会导致记忆力减退，还可能引起脂肪肝、肝硬化等肝脏疾病，情况严重者必须进行肝脏移植才能保全性命。

长期酗酒的男性，多伴随出现性功能障碍，其中以性欲低下甚至阳痿较多见。在性功能障碍的基础上，他们常产生嫉妒妄想，怀疑妻子不忠而无故谩骂、殴打、侮辱、虐待，甚至威胁要将妻子置于死地等，极度影响夫妻感情。

酒精对女性性功能的影响较为复杂。酗酒对女性性功能的影响并不亚于男子。酗酒女性常见的性功能障碍包括性欲抑制、性高潮障碍、性交疼痛和阴道痉挛。其他问题包括精神障碍、性特征减弱、卵巢萎缩、不育等，这些在长期酗酒的女性中多见。

对酒精依赖患者可采用药物治疗，在医生的指导下对症治疗。

微量元素及维生素缺乏与不孕

微量元素缺乏与不孕

营养素在人体活动中发挥着重要的生理作用，其中微量元素有着最适宜的组织和血液浓度，过多可致中毒，不足可致使代谢障碍。近年来，关于微量元素缺乏与不孕不育的关系，正在越来越受到重视。

①锌缺乏与不孕

锌在细胞中的分布很普遍，是细胞内最丰富的微量元素之一，在人体内的含量有1.5克～2.5克，与铁接近，这个水平靠每天吸收5毫克的锌来维持。

锌缺乏的原因

● 摄入不足，如厌食、全胃肠道外营养。

● 吸收减少，如炎症性肠病、手术肠切除、肠瘘等。

● 需要量增加，如生长发育、伤口愈合、孕期、产后等。

● 丢失增加。

锌缺乏与不孕的关系

锌缺乏对生育期男女影响最大的是生殖功能。女性缺锌将影响脑垂体功能，使黄体生成素（LH）、促卵泡激素（FSH）的合成与分泌障碍，进一步使卵泡生长、成熟及排卵障碍，导致不排卵或黄体功能不全等。临床表现为月经紊乱、闭经、不孕等。

锌缺乏的诊断

对原因不明的不孕患者应注意是否存在锌缺乏的情况，缺锌主要依靠病史、临床表现及辅助检查来综合考虑。

除不孕外，患者常有食欲减退，并有性功能低下。女性还表现为月经紊乱、闭经等。体检发现患者生长迟缓，严重者可达侏儒的程度。此外，还有第二性征发育不良等。

可通过血浆、头发中锌含量来了解体内锌代谢情况。精浆中锌水平与不孕的关系，有待进一步研究。

锌缺乏的防治

按照已知的病因，在医师指导下进行防治。以调整饮食为主，患者应多食富含锌的食物，肉类和贝壳类是锌的最好来源，除谷类的胚芽外（如麦胚），植物性食物含锌量很低；硫酸锌可提高精子的计数、男性血睾酮的浓度，提高性功能等，如果锌缺乏严重，可在医生指导下服用。

②铜缺乏与不孕

铜为人体重要的微量元素之一，成年人体内平均含铜总量约为110毫克，主要由十二指肠吸收，并由肠道排泄，几乎不通过尿液排出。成人每日摄入铜的安全和适宜量为2毫克～3毫克。食物中的铜绝大多数来源于固体食物，如坚果类。

铜代谢紊乱与不孕的关系

研究证实，女性体内铜元素不足，会影响卵泡的生长、成熟，抑制输卵管的蠕动，不利于卵子的运行，从而导致不孕。

近年来还有研究认为，铜离子对输卵管的纵形及环形平滑肌有类似前列腺素的作用，当铜离子浓度降低时，则输卵管蠕动受抑制，从而妨碍卵子的运行，影响受精卵的着床而致不孕。

相对于缺铜，高铜对生殖功能的影响的研究历史更长些，也更成熟些。当铜升高时，子宫内膜细胞繁殖周期延缓，分泌期的分泌功能受到抑制。过多的铜还可影响精子获能及精子代谢中能量的供给。铜也可通过直接抑制精子呼吸过程的氧化和醇解作用。此外，铜还可通过抑制垂体内分泌功能来影响生殖功能。

合理补充铜

建议饮食上多加注意，每日摄取铜2毫克为宜。含铜最多的食物包括海鲜（特别是水生有壳类动物，如牡蛎和蟹，它们在海洋取食的过程中汲取了大量的铜）、动物肝脏、粗粮、坚果、蔬菜（大豆和小扁豆）以及巧克力。

另外，天然水中也含铜。但值得注意的是，目前人们爱喝的纯净水，将天然水中的铜过滤掉了。

③铁缺乏与不孕

铁缺乏是世界范围内最常见的营养缺陷。体内铁总量，男子平均约为3.8克，女子约为2.3克。体内含铁化合物可分为两类，即功能性铁（具备代谢和酶的功能）和储备铁（储存与运输）。大约体内2/3为功能性铁，存在于循环的红细胞中。

在发展中国家，约30%～40%的幼儿和育龄女性缺铁，最突出的临床表现是贫血。

女性长期缺铁引起贫血，可导致月经紊乱、排卵障碍。另有许多流行病学研究表明，妊娠早期贫血与早产、胎儿发育迟缓、胎儿死亡有关。一项研究表明，早产的危险性特别与缺铁本身而不是与贫血有关。对于男性而言，缺铁与精液中精子密度有明显关系，并影响精子功能。此外，缺铁性贫血常引起男女性欲减退和性功能低下。

缺铁的诊断标准

●小细胞低色素贫血：男性血红蛋白<120g/L，女性血红蛋白<110g/L，孕妇血红蛋白<100g/L；红细胞平均体积<80fl，红细胞平均血红蛋白<27g，红细胞平均血红蛋白浓度<0.32；红细胞形态可有明显低色素表现。

●有明显的缺铁病因和临床表现。

●血清（血浆）铁<10.7µmol/L（60µ克/dl），总铁结合力>64.44µmol/L（360µ克/dl）。

●运铁蛋白饱和度<0.15。

●骨髓铁染色显示骨髓小粒可染铁消失，铁粒幼红细胞<15%。

●红细胞游离原卟啉（FEP）>0.9µmol/L（50µ克/dl）（全血），或血液锌原卟啉（ZPP）>0.96µmol/L（60µ克/dl）（全血），或FEP/Hb>4.5µ克/克Hb。

●血清铁蛋白（SF）<14µ克/L。

●铁剂治疗有效。

符合第（1）条和（2）～（8）条中任何两条以上者可诊断为缺铁性贫血。

缺铁的治疗

●口服铁剂，首选硫酸亚铁或葡萄糖亚铁0.3～0.6克/日，餐后服。

● 注射铁剂。

缺铁性贫血的自我防治

（1）自我心理调节

保持心情舒畅，避免剧烈活动、劳累。保持心情愉快、性格开朗，不仅可以增进机体的免疫力，而且有利于身心健康，同时还能促进骨骼里的骨髓造血功能旺盛，使得皮肤红润，面有光泽。

（2）食补预防缺铁性贫血

多吃绿色蔬菜和含铁量高的食物，如蛋黄、牛肉、肝、肾、海带、豆类等。不饮茶，茶叶中的鞣酸会阻碍铁质的吸收；多吃一些维生素C，也有利于食物中铁的吸收；使用传统的铁锅煎炒食物，锅与铲之间的摩擦会产生许多微小的碎屑，在加热过程中，铁可溶于食物之中，故铁锅是一种很好的补血器皿。

④碘与不孕

碘是人体（包括所有的动物）的必需微量元素之一，活性较弱，但仍可与大多数元素直接化合，并以化合物形式广泛存在于自然界。碘的主要生理功能都是通过甲状腺素来完成的，碘的生理功能其实就是甲状腺素的生理功能。

严重的甲状腺功能低下常伴有生殖功能的失常、黄体功能不足和不排卵。因为LH分泌不足，子宫内膜持续的增生状态和孕酮分泌不足，子宫肌收缩力弱和血小板功能紊乱，子宫内膜常发生突破性出血，且出血量多，不规律，生殖功能处于紊乱状态。

有排卵的患者，受孕概率下降，流产率高，这与机体的整体功能状态和黄体功能不佳有关。有时因甲状腺功能不足继发垂体功能低下，患者不排卵，出现闭经、性欲低下等。

中重度甲状腺功能减退患者有泌乳现象。

甲状腺功能减退的诊断

患者临床表现为疲劳、便秘、肠痉挛等。

体征与分类：轻度甲状腺功能减退的患者皮肤干燥、不耐冷；中重度甲状腺功能减退的特点是皮肤干厚、头发厚脆、声音嘶哑、血压高、思维言语迟钝、食欲下降、反射延迟、腕管综合征等；重度甲状腺功能减退出现体温低、心动过缓、低通气量和感觉中枢抑制，需要紧急处理。

实验室检查：TSH水平是检测甲状腺疾病的最敏感指标。TSH水平升高后，测定血清中游离T4的水平，游离T4的水平与TSH甲状腺功能低下的程度密切相关，尤其在甲状腺功能迅速减退时显著升高。当下丘脑和垂体发生病变后，不能分泌正常的生物活性的TSH，因此，不能单独测定TSH，应当同时测定血游离T4和TSH水平。

如何治疗甲状腺性疾病导致的不孕

原发性甲状腺功能减退：原发性中、重度甲状腺功能减退应用甲状腺素治疗时，用药宜从小剂量开始，缓慢递增。甲状腺素片一般从15mg/d～30mg/d开始，每1～2周增加15mg/d～30mg/d，直到90mg/d～240mg/d。如患者发生心动过速、失眠、兴奋、多汗等，应减量或暂停，待症状消失后再继续治疗。

继发性甲状腺素功能低下：继发性甲状腺素功能低下者，应针对原发病进行治疗，同时服用甲状腺素替代治疗。甲状腺素抵抗综合征没有良好的治疗方法，补充超生理剂量的甲状腺素可能有一定的帮助。甲状腺功能减退继发不孕症的，纠正甲状腺功能后多数恢复排卵和受孕，不能恢复排卵的可予以促排卵治疗，如能受孕，应维持黄体功能，预防流产。

甲状腺功能亢进与女性不孕

甲状腺功能亢进对女性生育能力有影响，患者普遍有月经改变，重度甲状腺功能亢进可导致不孕，但尚不能肯定轻、中度甲状腺功能亢进是否会导致不孕。

甲状腺功能亢进在青春期前发病的可以出现性成熟迟缓、骨骼发育加速；青春期后可对生殖功能发生影响，女性症状较明显，患者性欲增加。但是，重度甲状腺功能亢进则出现性欲下降；出现卵泡发育障碍，月经周期延长或缩短，阴道少量出血，甚至闭经、受孕概率下降，部分患者出现不孕症，如果受孕，则流产率也会增加。

甲状腺功能亢进的症状

全身表现：怕热、多汗、乏力、体重减轻。

神经、精神方面：神经质，易激动，情绪不稳定，焦虑不安，活动过多，注意力分散，失眠。

心血管系统：心悸，心跳加快，心律不齐，心绞痛。

消化系统：吃得多但容易饿，大便次数增多，腹泻。

皮肤肌肉：皮肤潮湿、瘙痒，肌肉软弱无力、疼痛，甚至肢体突然不能活动（周期性瘫痪）。

生殖内分泌：女性月经周期不规则，男性阳痿，生育力下降。

血液系统：可以引起白细胞减少、血小板减少或贫血。

甲状腺功能亢进的诊断

对甲状腺功能亢进的诊断需结合临床表现并进行实验室诊断。对甲状腺功能亢进的诊断，最佳的筛查方法是TSH试验，因为当FT4水平升高时，垂体的TSH分泌呈指数样下降，所以血清中TSH水平与FT4或FT4的直接测量是早期监测甲亢敏感的标志。当FT4下降时，FT4指数是替代指标。当FT4指数正常时，FT3指数可作为确诊指标。

不能单独用TSH试验诊断甲状腺功能亢进，因为继发性甲状腺功能亢进患者很少能自身分泌TSH，一旦诊断为甲状腺功能亢进，应首先找出其发生原因。

如何治疗甲状腺功能亢进导致的不孕

●控制甲状腺功能亢进是基础治疗。

● 症状控制后常可自然恢复排卵和月经，不能恢复者可以促排卵治疗。

● 如果受孕，应当继续控制疾病。但是抗甲状腺药物对胎儿的甲状腺功能有影响，对胎儿的发育，特别是神经系统的发育也不利。妊娠期将基础代谢率控制在20%～30%为宜，也有人在妊娠期将药物剂量减少一半，以防对胎儿发育有不利影响。

维生素E缺乏与不孕

随着社会的进步，科学技术的发展，人类生活条件的普遍提高，营养状况也明显改善。但与此同时，新的食品加工工艺、饮食习惯、营养与膳食组成的变化，也会出现一些新的营养问题，如维生素丢失和摄入不足而导致体内维生素缺乏。适量的维生素是人类赖以生存的基本要素之一，是维持健康的先决条件，同时也是生殖功能健康、人种赖以延续的营养保证之一。

维生素E（生育酚）为脂溶性维生素，其生理功能对生育有一定影响。

维生素E在自然界中普遍存在，只有当脂肪吸收障碍时，才会导致维生素E的缺乏。

维生素E在生殖方面的作用和影响主要为促进精子的生成和活动，增强卵巢功能。当维生素E低下时，可使精子的生成、活动、受精受影响，并可导致睾丸损害及卵巢功能紊乱。

维生素E最丰富的食物来源是植物油，当维生素E明显缺乏时，应补充维生素E，一般口服100mg/d～200mg/d。

由于维生素E为脂溶性，体内可有蓄积，过量补充可引起中毒。

生活因素与不孕

营养不良与不孕

营养不良会影响女性的排卵规律，也会影响男子的精子质量，长期不均衡的饮食会使夫妻受孕力降低。

①消瘦

标准体重评价法

● 成人（女士）标准体重的公式为：

第一种方法：身高（厘米）－107.5

第二种方法：[身高（厘米）－100] ×0.85

● 评价标准：±10%为正常。

低于标准体重20%为消瘦。

体重指数（BMI）评价法

计算公式：BMI＝体重（kg）／身高（m）^{2}

评价：女士体重指数18.5～23.9为正常；＜18.5为消瘦；＜16.0为重度消瘦。

导致消瘦的原因

神经性厌食症：这是由一系列特殊症候组成的病症，患者的特点是由神经障碍引起的厌食，极度消瘦，发生闭经及其他机体功能的改变。多见于年轻女性，除明显消瘦之外，还表现为神经过敏、抑郁、焦虑不安、癔症等。近半数患者在治疗后体重得以恢复，闭经却持续存在，说明不单纯是饥饿造成的，而是心理的障碍通过下丘脑影响垂体功能。闭经可导致生殖器萎缩。

肾上腺功能不全：自1885年阿狄森医生报道这一疾病以来，人们便把这种病叫作艾迪生病。患者表现为又黑又瘦、食欲不振、无力倦怠、失水失钠、血压和血糖降低、性欲减退、阴毛脱落、闭经、不孕等，其原因是患者的肾上腺皮质发生了组织破坏及萎缩，具体原因有肿瘤、结核、出血、血栓形成、感染等。

甲状腺功能亢进：患者消瘦、失眠、心悸、神经过敏、精神兴奋、食欲旺盛，这些是人们所熟悉的症状，但对甲亢影响月经的情况则不太熟悉。其实各种类型的甲亢患者都有不同程度的月经紊乱出现。患者在患病初期因卵巢内分泌功能受到影响，激素的分泌与释放增多，子宫内膜对激素的反应性也增强，临床会表现为月经过多、过频。但随着甲亢病情的发展，子宫内膜由增生变为退化萎缩，继而月经稀少、经量减少，直至出现闭经，性功能也可减退，最终便会造成不孕。甲亢的治疗包括手术治疗和药物治疗，即使选择手术治疗的患者也要先经过一段抗甲状腺激素的药物治疗，让患者的心率、血压、基础代谢率都降至安全水平才可以。

结核病：结核病菌可经血液或腹腔直接蔓延到生殖系统，其受损害的部位主要是输卵管。结核性输卵管炎可占女性生殖系统结核的90%左右。结核病变造成输卵管腔内黏膜破坏、粘连，最终阻塞，从而造成不孕。

消瘦对生殖功能的影响

常见的妇科表现有子宫后屈、子宫脱垂、白带过多、性欲淡漠，甚至出现月经稀少或闭经，伴发不孕。

闭经使分泌的促性腺激素较少，长期闭经时还会因生殖器萎缩而导致不孕。

消瘦的治疗

应针对病因进行治疗。营养不良性消瘦，应补充营养。

②肥胖

肥胖是指机体内脂肪高度沉着，包括在特殊部位沉着，超过正常生理需要，而且有害于身体健康和正常机能活动。肥胖是现代经济发达国家的社会性问题，已成为常见病。在我国，随着人们生活水平的提高和饮食结构的变化，肥胖病也有逐年增高的趋势，特别是女性肥胖病明显多于男性，约占已婚育龄女性的20%以上。女性肥胖病患者常因月经不调、闭经、排卵障碍而造成不孕。

怎样判断是否肥胖

凡是超出标准体重10%的，为超重；超出标准体重20%的，为轻度肥胖；超出标准体重30%的，为中度肥胖；超出标准体重50%及以上的，为重度肥胖。

肥胖的病因与分类

临床上将肥胖分为单纯性肥胖及继发性肥胖两大类。

单纯性肥胖：单纯性肥胖的病因和发病机制是复杂的，有许多因素需要考虑，如遗传因素、饮食习惯等，但进食热量多于人体消耗量是导致肥胖的直接起因。

单纯性肥胖者有类似多囊卵巢综合征的症状，如月经不调、不排卵，从而导致不孕。

继发性肥胖：如下丘脑性肥胖，常伴有生殖器官发育不全、第二性征发育不良、性功能低下、智力低下等，又被称为肥胖性生殖无能征；肾上腺皮质功能亢进性肥胖（又称柯兴氏综合征），可出现月经不调、闭经、生殖器官萎缩、性欲减退，所以也会导致不孕；性腺功能不足性肥胖，可因性腺功能低下出现闭经、不孕。

肥胖对女性生殖功能的影响

正常月经和生殖功能需要足够的脂肪储存量，但是体重过高和过低都会使生育能力下降。

有资料表明，肥胖对生育能力影响很大，可以导致月经失调、无排卵、不孕、流产、妊娠结局不良等。

不孕或生殖功能下降的患者也常表现为肥胖或超重。肥胖女性出现无排卵和多囊卵巢的概率为35%～60%。BMI为28～33的少女以后出现无排卵性不孕的概率比BMI为18～22的少女高2.7倍。

肥胖女性与正常体重的女性相比，在自然妊娠和不孕治疗中的妊娠率均比较低。肥胖症患者在促排卵的过程中，需要的促性腺激素量大，排卵率低，甚至影响内膜的生长。

医学研究发现，肥胖，尤其是"向心性"肥胖，易导致胰岛素抵抗和高胰岛素血症。胰岛素抵抗可以通过多种机制引起高雄激素血症，影响卵泡的生长和发育。另外，约有75%的卵巢综合征患者合并肥胖。

除此之外，肥胖症患者还存在瘦素抵抗（即高循环瘦素达不到其应有的生物学效应）。瘦素对卵泡生长的刺激作用会抑制卵泡发育、排卵和子宫内膜发育，导致肥胖女性生育能力降低，从而造成不孕。

肥胖的诊断和治疗

要了解发病时间、发病原因及肥胖增加情况；了解饮食及睡眠情况以及活动量和运动量；了解家庭史及月经史、婚育史。

轻度肥胖患者多无不良反应，中度和重度肥胖患者可出现症状，如两下肢沉重感、活动时气促、体力劳动时易疲倦、嗜睡酣眠、多食善饥、月经稀少，甚至闭经、不孕等。

诊断肥胖还要做垂体激素和性激素的测定，以及血脂分析，大多数肥胖病人其胆固醇、甘油三酯等均高于正常值。还可结合临床选择肾上腺皮质激素、甲状腺素、胰岛素、生长激素等相关激素的测定。

治疗肥胖应对症治疗，并结合饮食疗法加运动疗法。

经过治疗后，如果体重下降，但月经未恢复正常或未怀孕者，可根据体内激素水平进行治疗。

房事不当与不孕

①性生活过少

性生活次数过于稀少的夫妻不易受孕。

有些夫妻认为，既然在排卵期才能受孕，而减少性交次数又可以使精液质量提高，于是平时尽量克制性要求，只在排卵期进行性生活。殊不知，精子成熟后长期不排出体外，就会逐渐老化，以致活动能力减退，存活率低，最终被巨噬细胞吞噬或吸收。克制性行为的时间长了还容易发生性功能障碍。如果按双方的性要求自然进行性生活，频率适度，从排卵的前1天开始，隔天性交1次，共3次，这样受孕的概率就会提高。

精子数特别低的患者，可在一次房事后，过30～60分钟再行第二次房事，这样将有助于提高精子含量，增加受孕率。

②经期性生活

女性在月经期骨盆会充血，子宫内膜脱落时往往在子宫腔表面上造成一些伤口，子宫平时是紧闭的，这时要稍稍张开，病菌就容易通过。阴道里的酸度被经血冲淡，酸度降低，起不到抑制病菌生长繁殖的作用。阴道里的经血又是病菌生长繁殖的好养料，这些情况都会给病菌侵入生殖器官提供机会。

月经期阴部充血，容易因性生活擦伤引起发炎，造成生殖道感染而不孕。月经期的性生活，往往由于男性生殖器的进入以及性高潮时子宫、肛门括约肌的收缩，致使月经血流受阻，破碎的子宫内膜随经血倒流入腹腔或输卵管，一旦在输卵管种植，就会造成输卵管的子宫内膜异位症，阻塞输卵管而不孕。

子宫内膜异位症常合并卵巢功能异常，使卵巢增大呈囊性（卵巢子宫内膜囊肿），因其粘连而不活动，囊内为红黑色黏稠液体，颜色与巧克力相似，又称卵巢巧克力囊肿，这也是引起不孕的重要原因。

月经期间同房，精子易于和子宫内膜破损处溢出的红细胞相遇，往往使其中的免疫细胞致敏，从而产生抗精子抗体。这些抗体存在于女性的血清中，也出现在宫颈黏液及生殖道其他部位，一旦再次接触精子，则会激起强烈的免疫排斥反应，将精子杀死或阻止其活动。人体中一旦激起抗精子抗体，严重者可维持几年甚至几十年时间，造成较顽固的不孕。

③性生活不和谐

有的夫妻结婚一年多了，却没有怀孕，他们性生活次数不少，而且也很顺利。但有一个问题，就是每次过性生活，丈夫总是很快完事，妻子大多数时候没有感觉。这就是因为性生活不和谐而导致的不孕症。

如果女性在性生活中得不到应有的满足，甚至产生厌倦感，阴道和子宫颈的分泌物就会很少，甚至没有。在这种情况下，精子的存活率就很低，女性甚至还会因为紧张或抗拒性生活，子宫颈口紧闭，能够存活的精子也很难进入子宫，因此不利于怀孕。即使怀孕，也难以孕育最好状态的胎儿。因此，性事不和谐导致不孕并不少见。

愉悦的性生活有利于孕育健康的后代，这早已是古今中外的共识。因此，不用打针也无须吃药，只要男方能认真学一学如何调动妻子的积极性，并在排卵期前一周禁欲，在排卵期过性生活，就可以保证精子质量，那么，怀孕的机会将大大增加。

其他因素导致的不孕

现代社会的飞速发展、激烈的竞争，给很多职业男女带来了生活压力，再加上环境污染、妇科疾病等，导致不孕不育越来越高发。

①人工流产

每一次流产，会让不孕的概率增加3%~5%。流产容易造成子宫内膜损伤，使受精卵不易"扎根"。此外，如果手术不当引起感染或术后不能很好休息，都容易导致输卵管堵塞、子宫内膜异位等问题，造成难孕。

所以，应尽量减少无谓的人流痛苦，以免影响日后受孕计划的实施。

②生育年龄

30岁后，生育能力与年龄成反比。

根据女性的生理特点，24~29岁是最佳的生育年龄，从30岁起，生育能力的曲线便呈下降趋势，40岁以后更呈明显衰落。一般认为，45岁以后妊娠的可能性极小。所以，就女性而言，年龄对生育能力来说是至关重要的因素。

因此，怀孕应提前规划，免得事后懊悔不已。

③滥用补品

盲目服用补品或药物，也可使受孕的可能性下降。

有些保健品含有大量的雌激素，短期服用可能会感到精神愉悦、精力旺盛，但如果长期服用，可能会导致内分泌紊乱，影响受孕。此外，不少女性会为美而热衷于减肥，其实，如果女性体内的脂肪量低于维持正常月经周期的最小值，也会造成丧失生殖能力的严重后果。

因此，育龄女性应注意健康饮食，不要盲目减肥，不要滥用补品和药物。

PART 3

男性不育的预防与治疗

▶精液、精子异常与不育

正常的成年男性每次的射精量为1.5毫升~6毫升，如果每次的射精量少于1.5毫升，就称为精液量过少，属于精液、精子异常。精液、精子异常严重地影响了精子的数量和质量，会导致男性不育。

精液量过少

男性射精量的多少与射精频度有一定关系。精液量每次少于1.5毫升称为精液量过少。

导致精液量过少的原因

● 射精管阻塞、前列腺钙化灶压迫或先天性精囊缺乏。

● 脑垂体或睾丸间质细胞病变，造成促性腺激素降低或雌激素减少，引起精液生成减少。

● 生殖道有感染性疾病也可造成附属生殖腺机能损害，精液生成减少。

● 频繁射精、逆行射精等。

精液量过少的诊断

要诊断精液量过少，首先必须排除收集精液时，部分精液遗漏及逆行射精等。在明确精液量减少后，需要进一步进行一系列检查以明确病变部位。

一般来说，由于射精管阻塞或先天性精囊缺如导致的精液量过少，可同时伴有无精子和精液缺乏；精液量减少而不伴有精子缺乏，多数是由于脑垂体或睾丸间质病变，造成促性腺激素降低或雄激素减少的原因。

当生殖道有感染造成附属生殖腺机能损害时，精液中可出现大量白细胞，细菌培养及计数可帮助诊断。

精液量过少的治疗

精液量持久减低可先寻找病因，再针对病因进行治疗。

● 先天性精囊缺如暂时无法治疗。

● 射精管阻塞可行手术治疗。

● 促性腺激素降低或雄激素减少可行激素替代治疗。

● 生殖道感染行抗感染治疗。

精液液化时间延长

正常的精液射出的时候是液化状的，射出来一会儿立即形成胶冻状或者半固体状，在37℃恒温条件下，经过5～20分钟，精液会从凝固状态转换为液态，这就是精液液化。如果时间超过了1小时，就称为精液液化时间延长或精液不液化。30～60分钟液化的，称为精液液化不全。

精液液化时间延长的原因

精液的凝固是由精囊产生凝固蛋白酶所导致的，而液化是由前列腺分泌的一系列蛋白水解酶即液化因子作用的结果，所以一且前列腺和精囊发生炎症，使其分泌功能紊乱，精液凝固因素增加或液化因素减少，就会造成精液液化时间延长。

精液不液化使精子被黏液网住，阻碍其在女性生殖道中的运动能力，使精子前向运动能力严重下降，运动轨迹紊乱，造成男性不育。

此外，各种原因引起的睾酮分泌不足也可导致精液不液化；其他一些体内因素，如体温、阴道pH值、渗入阴道的各种酶和细胞碎片，以及由于激素影响而出现的女性生殖道的变化等，也可引起精液液化时间延长。

精液液化时间延长的诊断与治疗

精液液化时间延长的临床表现为精液黏稠，或呈胶冻状，甚至呈片状、块状、团块状，排出体外60分钟仍不液化；部分患者可有射精困难、射精疼痛、血精等症状，或兼有阳痿、早泄、遗精等病症；部分患者常因不育而引起神经精神症状，如失眠、心悸、头晕、脱发、盗汗、易疲劳等。

根治原发病采取相应的治疗措施，是治疗精液不液化的关键。如由前列腺炎、精囊炎所致的精液液化时间延长，可行抗菌治疗，并加用促使精液液化的药物，如乙酰半胱氨酸（痰易净）口服，糜蛋白酶4000单位，每周两次肌肉注射也有较好效果。对于非感染造成的精液不液化症，可采用a－淀粉酶50毫克混入可可酯于性交前塞入阴道，也可采用5%a－淀粉酶1毫克射精后立刻注入阴道内；由于男性生殖道具有血－睾屏障功能，口服药物效果差者，可通过直肠灌注，微波或超声波治疗临床上运用比较广泛，总体效果尚好。

少精子症

　　少精子症是指精液中精子的浓度低于正常水平。近年来，人类精子的质量随环境、雌激素类药物的污染和其他因素的影响呈下降趋势。现在认为精子数目每毫升少于1500万为少精子症。但临床上常伴有精子活力低、前向运动能力差以及精子畸形率高等改变，此时称之为少弱精子症。少精子症是一种较常见的男性不育症。

少精子症的常见原因

①内分泌异常

　　男性正常生精功能依赖于下丘脑—垂体—睾丸轴功能的正常，其中任何一个环节有问题，都会影响生精功能，导致睾丸生精功能的障碍，就会表现为少精子，甚至无精子。

性腺激素低下：可以出现小睾丸，男性的雄性特征很差。

催乳素增高：催乳素增高也会造成少精子症。

其他疾病：甲状腺疾病、糖尿病等，也对精子的数量有很大的影响。

②感染因素

生殖系统的特异性和非特异性的感染均可使精子的生成受到影响；附属生殖腺的慢性感染，可以影响精液中的各种化验指标。

前列腺炎、精囊炎、附睾炎、附睾结核等，均可导致精液的成分发生改变，造成精子数量减少，或者畸形精子数增多。

③精索静脉曲张

精索静脉曲张时，睾丸的局部温度就会升高，血管活性物质增加，从而影响睾丸生精功能，但精索静脉曲张程度与精子质量不成比例。Ⅰ度精索静脉曲张，一般没有什么影响；Ⅱ度以上，会造成精子数目减少，成活率降低。精索静脉曲张很普遍，有1/4～1/3可以造成男性不育。

④遗传与免疫因素

遗传因素：AZFc微缺失会造成严重少精子症，一些先天性缺陷也会造成少精子症。染色体畸变对精子密度、活动率及形态均有严重影响。

免疫因素：生殖免疫学研究发现，男性自身免疫可影响生育能力，抗精子抗体可影响精子的产生和运送，还会造成精子的凝集现象。抗精子抗体阳性的患者，大约有20%～50%会出现少精子症。

⑤器官方面

隐睾：是影响精液质量的重要原因之一，造成无精子症或少精子症，单侧隐睾约60%病人不育。

鞘膜积液：能造成睾丸的温度升高，也会造成少精子症。

⑥其他方面

营养因素：缺少一些维生素和一些微量元素，比如缺锌。

环境因素：工作中接触一些有毒的东西，或者是高温、重金属、电磁辐射等也会造成精子死亡数量较多，数目下降；还有一些药物，如大量的类固醇、雄激素拮抗剂等，以及治疗癌症使用的化疗药物、痛风的治疗药物，对于精子的质量、数量、活力影响都非常大。

不良嗜好：吸烟过多、酗酒、吸毒等都会影响精子数量和质量。

少精子症的诊断

①询问病史和体格检查

病史：根据病史和体格检查可以初步确定是否存在隐睾和精索静脉曲张、腮腺炎等。

体格检查：根据患者存在尿频、尿急、尿痛、尿道烧灼样感，以及尿道外口脓性分泌物、尿液检查脓细胞增多、前列腺液检查白细胞大于10／HP等可确定有生殖系统炎症。弹性硬蛋白酶检测有助于生殖道炎症程度的判断。

另外，有些少精子症发病原因不明，称为特发性少精子症。

②实验室检查

精液分析：禁欲2～7天，精液常规分析3次以上者，精子密度低于1500万而查不出任何病因，可考虑为特发性少精子症。当精子密度$\leqslant 1 \times 10^{6}$／毫升时，可诊断为严重少精子症。精液分析少精子并同时伴有引起少精子的疾病病因时，可诊断为继发性少精子症。

免疫学检查：免疫学检查可以确定是否存在自身免疫，染色体核型分析可确定是否存在染色体异常。

另外，生殖道的管道因素也会造成精子浓度下降，常用的精浆生化检查可以大致判断精子运行的不完全阻塞部位或器官。

少精子症的西医治疗

对病因明确的患者应针对病因进行治疗。

● 精索静脉曲张、隐睾可采用手术治疗。

● 生殖道感染予以抗感染治疗。

● 自身免疫产生抗精子抗体者可以试用免疫抑制剂，如肾上腺糖皮质激素类药物及大剂量维生素C治疗。

● 对于外源性因素引起的少精子症，应去除外源因素。随着原发病及外源因素的去除，精子数量会有所提高，一般能取得满意的效果。

● 对于病因不明的特发性少精子症，可以采用睾酮或人工合成睾酮衍生物治疗，如丙酸睾丸酮、氟羟甲睾酮等；5-羟色胺拮抗剂也有一定疗效；另外，可以试用糖皮质激素、氯米芬、他莫昔芬、HCG、HMG等药物。

少精子症的中医辨证治疗

中医认为，少精子症与先天不足、禀赋薄弱，后天色欲过度，耗损肾精，或久病不愈、气血俱伤，或思虑过度、劳伤心脾等原因所致。治疗原则是，如果肾阳不足，则宜填精益气，温肾散寒；若脾虚精亏，应补脾益气、滋肾填精；对于肾阴亏损，应该滋阴降火；肾精亏损，可填补肾精；如果气血两虚，应该补气养血。

▶ 性功能障碍性不育

　　男性性功能障碍是指男性在性欲、阴茎勃起、性交、性高潮、射精等性活动时发生异常。最多见的男性性功能障碍是阴茎勃起和射精异常。男性性功能是一个复杂的生理过程，涉及各方面，诸如精神因素、内分泌功能、性器官、夫妻感情等，其中大脑皮质的性条件反射起着尤为重要的主导作用。

性欲减退症

　　性欲减退症是指已婚者在较长一段时间内，对性生活要求明显减少或缺乏，缺乏对性活动的主观愿望，包括性梦和性幻想；缺乏参与性活动的意识，当性机遇被剥夺时也无受挫折的感受。男性发病率为16%～20%。

性欲减退的常见原因

①心理因素

性生活应该在愉悦和欢欣的心理状态下进行。如果长期存在心理障碍和诸多不良因素影响，即可导致性欲减退。

错误信念和信息：有些人存在根深蒂固的错误信念和信息，如认为遗精是肾亏的表现，精液是比血宝贵得多的人体精华，性活动会影响人的寿命，造成人的元气大伤等。

婚姻冲突：交流不够，特别是性需求、性感受的交流不够；缺乏共同兴趣和彼此间的信任；把非性问题的冲突带进性生活中。性问题和非性问题可以单独存在，也可以互为因果，不过只要它们之一出现之后，总会使问题加重或复杂化。随着时间的推移，种种矛盾可能导致男子丧失性兴趣并出现性欲低下，甚至出现阳痿。

性技巧贫乏：千篇一律、缺乏新鲜感的性生活方式也可能导致性欲低下。

②疾病因素

患有泌尿生殖系统疾病，如慢性前列腺炎、附睾炎、尿道炎等，在性生活时出现不适反应，从而抑制性欲望。其他如内分泌疾病、各种全身性慢性疾病等，亦可因雄性激素分泌过少或代谢紊乱而影响性欲。

③药物因素

长期服用某些药物也可造成性欲低下，如镇静剂、安眠剂、抗组胺类药、抗胃痉挛药、抗高血压药物等。

④不良嗜好

长期嗜酒成癖导致的慢性酒精中毒，长期大量吸烟导致的慢性尼古丁中毒，以及吸毒，如大麻叶、鸦片、海洛因等，也可造成性欲减退。

⑤其他因素

健康状况：健康状况欠佳，是难以唤起性的欲望的，许多疾病可影响性欲。此外，营养不良、营养过剩、过度肥胖也可出现性欲低下。

居住情况：居住条件困难会影响性欲的产生和满足，还会发生阳痿、早泄和冷淡等性不和谐现象。

激惹、诱因、性生活史：性欲的发生除了内在原因（性激素作用）之外，外界的刺激也很重要。生活单调或很少与他人交往，缺乏性爱方面激惹和诱发因素，性欲便受到抑制，处于较低水平。长期无性生活或性生活很少获得快感和满足者性欲可降低，同时，过频的性生活也会导致性欲降低。

性欲减退症的临床表现与分级

①临床表现

性欲低下表现为性生活驱动力的低下或缺失，主动性性行为需要减少。有的性欲低下的患者能完成性反应，阴茎勃起正常，甚至出现典型的高潮反应，但如果伴有其他方面的性机能障碍，往往难以确定哪种是原发疾病，因为有的患者会通过降低性活动兴趣来避免性生活失败造成的不良后果。临床上常有以下情况。

由疾病、疲劳、药物等全身因素引起的性欲低下：这类患者对所有性感满足欲求均低下，而不限于夫妻的性关系方面，且伴有原发疾病相应症状。

器质性因素：此类患者对引起性欲低下的物理或化学性原因都有顽固性和持续性的特点。

精神因素：该原因引起的性欲低下情况比较复杂，不同的患者可能存在不同的心理和人格发育的异常。

②临床分级

在临床是根据其程度，把性欲低下分为4级：

Ⅰ级：性欲较正常情况减退，但可接受配偶性要求。

Ⅱ级：性欲原本正常，但在某一阶段或特定环境下才出现减退。

Ⅲ级：性欲一贯低下，每月性生活不足两次，或虽然超过这一标准，但系在配偶压力之下被动服从的。

Ⅳ级：性欲一贯低下，中断性活动达6个月之久。

性欲减退症的检查与诊断

①检查

病史：如有无长期用某些药物，吸毒，嗜酒，性欲的变化情况、时间，有否诱发因素，勃起性交次数和持续时间，有无性高潮以及患者对性生活的认识，有无全身性疾病，夫妻关系，妻子的健康状况和对性生活的认识，工作状况等。

体格检查：包括前列腺或精囊疾病、其他神经和血液系统的检查，阴茎发育情况，有无畸形、海绵体纤维化，睾丸的大小、质地，有无隐睾、附睾，精索有无硬结、界限是否清楚，有无腹股沟斜疝和鞘膜积液。

实验室检查：心电图检查，肝肾功能检查，血尿常规、血电解质、血液睾丸酮的测定，血液中的皮质醇、甲状腺素、促皮质激素和促甲状腺素水平测定，脑脊液、脑电图、神经放射学或同位素扫描检查。

②诊断

性欲缺失：是本病的首要问题，只要是性生活的接受能力障碍或初始性行为水平降低，性活动不易启动，而非继发症状，诊断即可成立。

性活动的频率：不是判断性欲低下的可靠标准，但一般来讲，每月少于2次可以作为一个参考标准。

有关性欲减退的诊断标准为：

● 成年而不是老年。

● 缺乏性的兴趣和性活动的要求。

● 持续至少3个月。

● 不是脑器质性疾病、躯体疾病、酒精或药物所致，也不是其他精神障碍（如神经症、抑郁症、精神分裂症）症状的一部分。

性欲减退症的治疗

性欲减退症的治疗原则应以病因治疗为主，同时采用精神疗法和性感集中训练，可望获得良好的效果。

①病因治疗

由抑郁、药物或器质性因素引起的性欲减退者，需积极治疗原发病。

②心理治疗

多数患者采用本法可获得良好效果，但需做好以下几点：

●判断患者有无求治动力。若性欲减退者没有接受治疗的兴趣，治疗根本不会奏效，甚至适得其反。

●帮助患者正确认识和对待病情。开始治疗时，尽可能找出有关病因。若病因不明时，应向患者指出，成功地治疗是根据目前态度的变化、愿望或行为而定。应避免过多的承诺。

●性欲减退症治疗的重点应是改善夫妻性生活关系，而不是指出谁"健康"、谁"有病"。

帮助纠正对夫妻性活动相互影响可能有害的想法。常见的错误想法有三种：

●性欲减退者认为性活动的满足和乐趣依其初始性兴趣而定。

●定型的性生活原则，认为男性应发起性活动，并迅速作出性兴奋表现，女方先提出性生活要求时，可能会引起男方的情绪变化。

●性活动一定会引起性交或性欲高潮。

性欲减退症的治疗应从多方面入手，促进患者夫妻交流并讨论性活动的自主性，注意交流感情，不把性唤起或性交当作训练的目的，鼓励形成性活动的自然关系。

③中医辨证治疗

中医认为，男性性欲减退症主要由肾元虚衰、脏腑机能减退所致，病位在肾，但与肝失疏泄、脾失健运、心失所养有关。

在临床治疗上，对于命门火衰证，宜温肾壮阳；肾阴亏损证，应滋补肾阴；肝气郁滞证，则宜疏肝解郁；心脾两虚证，重在益气补血、健脾宁心。

射精障碍

射精障碍是男性不育的重要原因之一，包括早泄、不射精和逆行射精。

射精障碍的类型

①早泄

早泄是射精障碍的一种，是男性性功能障碍的常见病之一。一般是指出现过早的射精反应，但目前还没有一个完整、确切的定义，因此早泄的标准也各不相同。

②不射精

不射精是指在正常性交过程中不能射精，或性交后的尿液检查没有精子和果糖。

按其发病原因可分为功能性和器质性两类。原发性不射精指在清醒状态从未发生过射精；继发性不射精指曾有在阴道内射精史，但以后不能射精。

③逆行射精

逆行射精是指患者性交时有性欲高潮及射精感觉，但无精液从尿道口射出，精液随射精动作从后尿道逆行进入膀胱。

射精障碍的原因

①功能性不射精

多有遗精史和非性交状态下射精史。

性知识缺乏：往往是由于缺乏婚前性教育，不懂性交过程，而在性交时体位不当或不知道阴茎在阴道内需进行频率较快、幅度较大的持续摩擦，使阴茎的刺激强度不够，而不能射精。或错误地认为性生活是污秽、肮脏而抑制性欲，致使性兴奋不够而不能射精。

心理因素：常见于新婚时的紧张情绪，过度担心手淫的危害而致忧虑和紧张；对配偶缺乏感情或夫妻生活不和谐；家庭过于拥挤、嘈杂，使性交时注意力不集中，或害怕弄出声响，以致使阴茎摩擦的刺激强度不够等而引起不能射精；男女双方心理因素的影响，如担心性交时疼痛而限制阴茎的摩擦，女方对男方的冷遇等恶性刺激，均可使男子的性冲动受挫而致不射精。

射精衰竭症：是指男子过度纵欲、频繁性交射精，致使射精中枢处于疲劳衰竭状态而不能射精。

②器质性不射精

多有神经、内分泌疾病或手术、创伤史。

射精障碍的诊断

①病史询问

是否有性交障碍：包括性交晕厥、性交失语、性交癔症、性交恐惧症等。

是否有阴茎勃起障碍：包括阳痿、阴茎勃起不坚、阴茎异常勃起等。

是否有其他问题：如是否有性冷淡、性厌恶、性欲亢进、射精疼痛、血精等。

②临床表现

不射精：阴茎勃起插入阴道内不能出现性高潮和射精者，可诊断为射精障碍症。应注意与逆行射精或精液生成障碍区别开来。同时应了解内分泌功能，有无先天性或后天性病变导致的射精管梗阻。

早泄：指阴茎插入阴道后，在女性尚未达到性高潮，而男性的性交时间短于2分钟，提早射精而出现的性交不和谐障碍。

逆行射精：在性交或手淫出现性高潮和射精感后，检查尿液内有精子和果糖，证实精液逆流入膀胱。病史中应注意询问有无神经系统疾病、外伤手术及药物服用史。

③实验室检查

血液检查：测定血液中FSH、催乳素、LH和睾酮等激素的浓度，明确有无性激素功能低下、高催乳素血症等内分泌疾病存在。

性交试验：性交不射精者可行阴茎套试验，性交后观察阴茎套内有无精液并可做相关检查。还可做性交后阴道涂片检查，观察有无精液及精子。

尿液检查：逆行射精者检查性交后尿液有无精子和果糖。

④特殊检查

对早泄病人可进行神经兴奋性检查，性交不射精者可行输精管造影了解有无梗阻存在。

射精障碍的治疗

①早泄的治疗

心理治疗：需要夫妻双方协作与理解，懂得重建射精条件反射的可能性，消除病人焦虑心理，建立信心是治疗的先决条件。

行为方法指导：一种方法是指导病人体验性高潮发生前的感觉，在未达到不能控制的射精发生之前减少或停止用阴茎抽动，使性感降低。另外一种方法是女方用手刺激阴茎勃起，接近高潮时停止刺激，阴茎痿软后再重复刺激，多次反复建立新的条件反射。也可向下牵拉阴囊和睾丸，或用拇指与食指挤压阴茎头降低其兴奋性。性交方式可换为女上位，用抽动—停止—再抽动的形式，逐渐提高对刺激的反应阈，延长射精时间。

药物治疗：用1%丁卡因或2%利多卡因类表面麻醉剂在性交前10分钟涂于阴茎头处，降低阴茎头敏感性；服用镇静剂苯巴妥、异丙嗪提高射精中枢阈值；利用α肾上腺素能阻滞剂酚苄明减低交感神经兴奋性。以上方法均可能有助于延长射精时间。

②逆行射精的治疗

药物治疗：只有在膀胱颈结构完整并具有活动功能时才有效果，如糖尿病或自主神经病变患者，药物可增强其刺激，促使膀胱颈关闭。而先天性宽膀胱颈或膀胱颈切开术后，其效果不佳。

抗组胺及抗胆碱能类制剂溴苯那敏、丙咪嗪、地昔帕明以及麻黄素等均有一定疗效。

手术治疗：各种原因所致膀胱颈过宽而发生的逆行射精，可行膀胱颈重建术，增加膀胱颈阻力，使精液顺行从尿道口排出。

姑息性治疗：有些病人治疗目的是生育问题，因此通过膀胱内加入缓冲液，使尿液对精子的破坏作用降低到最低程度，取出含有精液的尿液标本，经离心处理或直接进行人工授精。

③中医辨证治疗

中医认为，射精障碍的病理机制主要是精关不开、精窍失灵，治疗原则应该是通关开窍。在此基础上，应根据不同病因，采用不同的治疗方法。若肾阳不足，则治宜温补肾阳；相火偏亢，则应滋肾阴、降相火；如若心肾不交，补肾、宁心、安神之法合用。

▶ 内分泌异常性不育

常见内分泌异常

男性内分泌异常可以引起各种症状，如不育、性功能障碍、脱发、前列腺增生、甲状腺功能低下或甲状腺功能亢进、失眠、精神萎靡、情绪起伏等，必须给予足够重视。

男性内分泌异常的类型

①睾丸内分泌异常

原发性睾丸功能低下，比较常见的有克莱恩费尔特综合征、放射性损伤、细胞毒素损害、营养不良等；继发性睾丸功能低下，如卡尔曼氏综合征、雄激素受体缺乏所表现的男性假两性畸形等。

②肾上腺疾病

艾迪生病（肾上腺皮质功能减退症）、柯兴氏综合征（皮质醇增多症）、女性化肾上腺皮质肿瘤、先天性肾上腺增生症、醛固酮增多症等疾病，均可造成男性不育。

③甲状腺疾病

严重的甲状腺功能低下或甲状腺功能亢进，均可影响生殖功能。甲状腺功能低下时，睾酮合成减少，精子生成受到抑制，并发生性功能紊乱。甲状腺功能亢进时常伴有男性乳房发育、性欲减退、阳痿等。

④垂体病变

垂体功能亢进，早期可出现性欲增加、体形改变等，继而便发生性欲减退、精液异常、阳痿等并导致不育。垂体功能低下，如垂体肿瘤、炎症、手术损伤或放疗破坏垂体，致使垂体功能低下，出现性欲、性交能力降低，睾丸萎缩，精子生成障碍。垂体肿瘤可使血中催乳素水平升高，干扰LH的分泌而抑制睾丸生精功能及发生阳痿，从而导致男性不育。

男性内分泌异常的原因

①环境因素

环境的不断恶化是一个我们难以改变的现实。空气中存在的一些不利于男性生殖健康的化学物质，通过各种渠道进入人体后，经过一系列的化学反应，就会导致男性内分泌失调。

②生理因素

人体的内分泌腺激素可以让人的生理保持平衡状态，一些生长调节剂通常会随年龄的增长而失调。当然，有些人的内分泌失调来自遗传。

③心理因素

心理因素对内分泌的影响很大。受到工作等各方压力的影响，男性常处于紧张状态，情绪改变异常，这就会造成激素分泌的紊乱，即通常所说的内分泌失调。

④营养因素

营养是我们生存的根本，人体维持正常的生理功能就必须有足够的、适当的营养。否则，身体就会产生内分泌问题。

男性内分泌异常的诊断

①病因检查

利用定位检查确定是否有肿瘤、增生；测定有无特异抗体存在；外科或针吸活检行病理检查诊断，必要时进行受体功能研究。

②内分泌功能紊乱的定位检查

可利用X线、超声、同位素扫描、电子计算机断层扫描静脉分段取血，测定激素水平。

③内分泌功能状态的检查

测定血液中相应激素的浓度及调节的代谢物质的生化水平，进行激素的动态功能试验，包括激素浓度测定、激素动态观察、激素调节功能检查、内分泌异常患者受体测定。

④内分泌疾病并发症的检查

如与本病有关的受累器官及其功能的检查，以及各种代谢紊乱的情况的判断及测定，包括血糖、血T3、血T4检查，雄性激素测定，血清促性腺激素测定，尿液检查。

男性内分泌异常的治疗

用中西医结合的方法治疗男性内分泌异常，可以首先从调节内分泌入手，尽可能地选用饮食及运动的方法，必要时使用药物进行辅助治疗。在治疗的过程中，不育患者一定要养成良好的饮食习惯及规律的休息，不要熬夜、吸烟或饮酒，因为这些不良习惯均会在不同程度上给内分泌带来不良的影响。对于病情较为严重的患者，可以补充激素。

男性和女性一样，内分泌失调会引发很多疾病，不育症只是其中的一种。中医针对内分泌失调导致的不育症，根据每个人的身体情况进行辨证施治，看其属于寒、风、暑、湿等外邪中的哪一类，根据实、虚、阴、阳、气、血等进行不同调理，中药可清除体内代谢淤积，平衡气血，使内分泌系统恢复正常运行，一般通过调理气血、化瘀散结达到治疗目的。

男性高催乳素血症

男性高催乳素血症是常见的腺垂体疾病，该病以溢乳和性腺功能减退为突出表现。男性高催乳素血症可对性行为产生全面的抑制作用，引起性欲减退、勃起功能障碍、射精异常和生精障碍等，是男性性功能障碍与不育的主要病因之一，在原发性男性不育症患者中发病率大约为4.0%，具有可逆转特性。

男性高催乳素血症的原因

①病因

催乳素瘤：是引起高催乳素血症的最常见疾病，同时也是最为常见的垂体瘤。

颅内肿瘤或炎症：导致下丘脑损伤，催乳素抑制素下降，引起高催乳素血症。

假催乳素瘤：垂体无功能瘤压迫垂体柄，使下丘脑—垂体联系受损，引起高催乳素血症。

原发性甲状腺功能减退、肝肾功能不全等：由于泌乳素灭活或代谢异常导致高泌乳素血症。

药物因素：服用吗丁啉、氯丙嗪、5-羟色胺、雌激素类、避孕药等。

生理刺激：剧烈运动、乳头刺激、性交等生理刺激可使催乳素暂时升高。

此外，还有空泡蝶鞍伴空蝶鞍综合征和特发性高催乳素血症。

②高催乳素血症与男性不育

高催乳素血症主要通过抑制下丘脑—垂体—睾丸轴的功能来损害男性生殖功能，导致男性化性征减退、性欲减退、阳痿（ED）和不育。

患有高催乳素血症时，下丘脑—垂体—睾丸轴功能降低，内源性阿片肽产生过多，通过中央突的作用抑制促性腺激素的脉冲释放，从而导致促性腺激素和性激素的合成减少。男性高泌乳素血症还直接抑制性腺合成性激素，导致雄激素水平低，引起少精子症或无精子症，有的有性功能障碍，出现阳痿，因而会引起不育。

男性高催乳素血症的诊断

体征表现：男子第二性征的发育异常，腋毛、阴毛、胡须等性毛稀少；男性高泌乳素血症导致乳腺发育异常约占21%，但有泌乳症状者较少；皮下脂肪相应增多，合并神经系统症状，青春期后发病者睾丸质地变软，体积常改变不大；阳痿、性功能低下。

实验室检查：可通过生殖内分泌激素测定、血清催乳素基值测定、精子分析等检查帮助确诊。

影像学检查：经MRI扫描，有无肿瘤存在。

男性高催乳素血症的治疗

男性高催乳素血症主要针对病因治疗，去除原发病，如药物引起者应即停药；垂体瘤所致者，只有当巨腺瘤出现压迫症状或者药物治疗无效才选择经蝶窦切除，并辅以放射治疗；采用药物治疗时，在多巴胺受体激动剂治疗次初期应根据雄激素水平调整方案，如睾酮低下和性腺功能得不到改善，可以适当地采用雄激素替代治疗，治疗中应用外源性激素应该谨慎，长时间和大剂量使用外源性激素可能对睾丸生精产生不良影响，但存在较大个体差异。

▶ 男性免疫性不育

男性不育患者的抗精子抗体检出率为6%～21%，自身抗体的产生是其重要原因，主要有抗精子免疫性不育和抗卵透明带免疫性不育，由于目前对后者的研究尚少，故临床所指的免疫性不育多半指的是抗精子免疫性不育。免疫性不育的病因十分复杂，目前尚未完全清楚，是疑难病症之一。

抗精子免疫性不育

抗精子免疫包括抗精子体液免疫（抗精子抗体）和抗精子细胞免疫。机体的免疫系统具有保护自身抗原、识别并排斥外来抗原的作用。在正常情况下，由于机体的免疫系统平衡协调作用，同一抗原刺激不同机体，甚至同一抗原在不同时间刺激同一机体，可产生不同的免疫效果。

抗精子免疫性不育的原因

①血－睾屏障的破坏

血－睾屏障的破坏可导致免疫反应的发生，引起抗精子抗体形成。临床上常见有下列病因。

输精管结扎术：有50%～80%的术后患者可测出抗精子抗体，术后6～12月达到高峰，约30%的患者几年后下降，但有的患者20年后还存在抗精子抗体。

抗精子抗体的产生与手术时精子漏出、精子肉芽肿、附睾内精子变性等因素有关。

输精管吻合术：术后可产生抗精子抗体，精浆中的抗精子抗体主要来源于原结扎处的睾丸侧。吻合术前病人血清中抗精子抗体效价越高，术后再生育的可能性越小。

精子肉芽肿：肉芽肿由白细胞浸润形成。白细胞浸润是精子自输精管断端漏至周围组织，产生抗原引起的免疫反应所导致的。

输精管梗阻：单侧或双侧、先天或后天的输精管梗阻都可增加抗精子抗体的形成，71%～81%的该病病人可检出抗精子抗体。

睾丸活检：可引起抗精子抗体产生，但有时测不到抗体或抗体滴度很低，可能与术后时间太久有关。

生殖道损伤：主要是睾丸扭转。

隐睾症：约3%的患者有血清抗精子抗体。.

生殖道感染：如慢性附睾炎、慢性前列腺炎及腮腺炎合并睾丸炎时，血清抗精子抗体阳性率增加。有研究显示，男性附属性腺感染时抗精子抗体的检出率达47%，明显高于非感染者。另外，某些微生物与精子有共同抗原（交叉抗原），这些细菌感染时也可导致抗精子抗体产生。

精索静脉曲张：25%～91%可触及精索静脉曲张的病人有血清抗精子抗体，且精浆和精子表面有时也能测到抗精子抗体。

②免疫抑制功能障碍

免疫抑制功能障碍包括：T细胞对免疫反应的抑制能力被损害；精液中抗补体物质的活性明显下降；精浆免疫抑制活性物质的含量或抑制活性降低。

③遗传及其他因素

有些患者找不到抗体形成的原因，有些病患与遗传有关。

抗精子免疫性不育的诊断

①检测方法

抗精子抗体的检测方法有多种，方法不同，其敏感性、特异性及重复性有所不同。

理想的检测抗精子抗体型免疫性不育的方法应该是：能确定免疫球蛋白类型；能做抗体定量；能判定抗体在精子上的结合部位；方法的敏感性、特异性、重复性好。因为免疫球蛋白的类型不同，所选择的治疗方法亦不同。抗体结合于精子的百分率不同或抗体的滴度不同，对生育力的影响也不一样。

②适合检测抗精子抗体的人群

适合检测抗精子抗体的人群包括：精子自发凝集；有睾丸外伤、手术或活检史；输精管阻塞；有输精管吻合手术史；有生殖道感染史。

抗精子免疫性不育的治疗

治疗免疫性不育的目的，是使体内抗精子抗体的滴度降低，甚至使抗精子抗体消失，从而精卵可正常结合，受孕生子。治疗方法有以下几种。

①去除原发病

生殖道感染导致的抗精子抗体阳性应先消除炎症，临床常见的慢性前列腺炎因药物不易穿透吸收，临床常常需要综合治疗4~6周。

②避免抗原接触（免疫抑制）

每次性生活时使用避孕套，使精子与女方脱离接触，这样就不会产生新的抗精子抗体，原有抗体滴度可逐渐消失，待女方精子抗体滴度水平下降时，在排卵期性生活时不使用避孕套，或进行人工授精。这一过程较为漫长，至少需要半年。

③免疫抑制方法

肾上腺皮质激素类药物具有抗炎、干扰巨噬细胞的作用，因此可用于治疗免疫性不孕症。

口服小剂量类固醇皮质激素，抑制免疫反应，如强的松、地塞米松、甲泼尼龙等，一般约需连服3个月以上。

上述两种方法结合起来，效果更好。

④子宫腔内人工授精

当患者宫颈黏液中存在抗精子抗体干扰生育时，可将其丈夫的精液在体外进行处理，分离出高质量精子进行人工授精。此法避免了宫颈黏液中抗精子抗体对精子通过的限制作用。

⑤体外授精

让精子与卵子在体外授精，并于授精后的3～5天植入宫腔，因此，精子在授精前没有与含有抗精子抗体的女方生殖道接触。授精后，由于孕卵透明带的保护作用，使抗精子抗体不能攻击孕卵，孕卵就能着床。

抗卵透明带免疫性不育

抗卵透明带抗原可刺激同种或异种抗体产生免疫应答，失去与同种精子的结合能力。在体内，透明带抗体能干扰孕卵表面的透明带脱落而妨碍着床，是不育的原因之一。

抗卵透明带免疫性不育的原因

透明带抗体在透明带免疫中起着重要作用，导致抗卵透明带免疫性不育的原因主要有：封闭精子受体，阻止精子与透明带结合；使透明带变硬，即使受精发生，也因透明带不能从孕卵表面脱落而干扰着床。

抗卵透明带免疫性不育的诊断

①适宜人群

● 不孕期超过3年。

● 排除其他不育原因。

● 考虑有受精障碍。

②询问病史

医生应详细询问病史，了解病人有无遗传问题，是否患过隐睾、睾丸炎，并反复发作，或者患过由腮腺炎引起的睾丸炎等，查找致病因素。

③体格检查

检查内容包括睾丸大小、硬度、弹性，输精管是否通畅，前列腺、精囊腺的功能是否正常等。如果经过这些检查都没有发现明显的问题，就要检查是否有免疫因素存在。

④实验室检查

采用可靠的检测方法证实血清透明带抗体是否存在，也可以选用体外实验的方法。

免疫检查：主要是抽血检查，对判断免疫性不育有重要作用。

抗精子抗体检查：检查女性血液中是不是有抗精子抗体。

通过这些检查，可以了解该免疫性不孕不育是属于男性因素还是女性因素。

抗卵透明带免疫性不育的治疗

抗卵透明带免疫性不育是一种自身免疫性疾患，目前尚未见有效治疗的报道。可以选择的治疗方法有两种。

免疫抑制疗法：与抗精子抗体的治疗类似。

IVF-ET：是一种辅助生殖技术，有单精子卵胞浆内显微注射及辅助孵化技术等方法。

▶ 精索静脉曲张、输精管梗阻与不育

精索静脉曲张导致的不育

精索静脉曲张是青壮年男性的常见疾病，是指因精索静脉血流淤积而造成精索蔓状丛（静脉血管丛）血管扩张，迂曲和变长。精索静脉曲张可导致睾丸萎缩和精子生成障碍，在男性不育症患者中发病率高达30%～40%，是男性不育的主要原因，常因没有症状而延误治疗。据了解，约有三成原发男性不育患者都是因精索静脉曲张所致。无临床症状的轻度患者可先用药物治疗，先解决生育问题，中度和重度患者则应考虑手术治疗。

精索静脉曲张的症状与分级

①临床症状

大多数是婚后不育来医院就诊检查才发现精索静脉曲张，30%的患者没有任何症状，部分患侧阴囊或睾丸有坠胀感或坠痛、潮湿感、阴囊肿大，站立时患侧阴囊及睾丸低于健侧，阴囊表面可见扩张、迂曲的静脉，触摸有蚯蚓团状软性包块，平卧可使症状减轻或消失。

患者可有神经衰弱症状，如头痛、乏力、神经过敏等，有的病人有性功能障碍，严重者可引起睾丸萎缩、睾酮低下、性欲减退等。精索静脉曲张者有9%婚后不育，原发性男性不育者有30%～40%是精索静脉曲张引起的，继发性男性不育症高达70%～80%。即便是单侧精索静脉曲张也会导致严重后果，原因是患侧阴囊内温度升高并反射至对侧，使精原细胞退化、萎缩、精子数减少，或是由于左肾上腺分泌的五羟色胺或类固醇经左精索内静脉返流入睾丸，引起精子数减少。

②临床分级

精索静脉曲张分四度，即亚临床型、轻度、中度、重度。

亚临床型：即在休息或增加腹压（Valsalva法）动作时，无症状或者无法看到曲张静脉。

轻度：患者站立时屏气增加腹压（Valsalva法）方可摸到曲张静脉。

中度：患者站立静息时即可触及曲张静脉，但直视下未发现。

重度：患者站立静息时肉眼可见阴囊表面曲张的血管团，平卧时消失缓慢。

此外，对于特别严重的病例，在阴囊外侧皮肤亦可见曲张的静脉并与大腿内侧静脉相交通；平卧后静脉曲张消失较缓慢，有时需持续加压后方可使其大部分或全部消失。

精索静脉曲张导致不育的原因

精索静脉曲张时，有50%～80%的患者精液检查不正常，表现为精子数少，活动度低，形态不正常。那么，精索静脉曲张性不育的原因有哪些呢？

①睾丸温度增高

精索静脉曲张时，由于睾丸缺乏良好的静脉回流，循环受阻，造成睾丸温度升高，而精子的发生与成长，都需要特定的温度环境，因而对这种温度的升高不能适应，使生精小管变性，从而影响精子的生成。

②精索静脉内压力升高

精索静脉曲张时，睾丸周围的静脉丛血液淤滞，静脉压升高，妨碍睾丸的新陈代谢。

③睾丸局部缺氧与pH值改变

精索静脉曲张时，精索内静脉和精索静脉丛血液淤积，静脉血液回流受阻，影响了睾丸的血液循环，导致局部血液内一氧化碳蓄积和缺氧，pH值改变，乳酸蓄积，干扰了睾丸的正常代谢，影响了精子的生成。

④肾上腺和肾静脉内的物质反流

精索静脉曲张时，静脉腔内防止反流的瓣膜功能丧失，左肾静脉的血液向左精索内静脉逆流，肾上腺的代谢产物，如皮质醇、儿茶酚胺、前列腺素以及毒性代谢产物等都会逆流进入睾丸，影响睾丸组织并杀伤精子，严重影响精子的活动力。

⑤睾丸内分泌障碍

精索静脉曲张可损害睾丸间质细胞，导致间质细胞水肿、间质小血管出现病理改变，影响睾酮的分泌。即使有生育功能的精索静脉曲张患者，也可能有轻度的睾丸损伤。

⑥免疫反应与不育

精索静脉曲张所引起的一系列病理和生理变化可改变机体的免疫支持功能，产生抗精子抗体，抗精子抗体进入睾丸或附睾可以干扰生精和精子的成熟过程，使精子数目减少，抗体也可黏附在精子膜上，引起精子的形态和功能异常。

精索静脉曲张的诊断

大多数患者无明显症状，多在体格检查时发现，20%～30%的患者因阴囊肿胀和疼痛就诊。

精液分析：可见精子数目减少、精子活动度降低、形态不成熟及尖头精子数目增多。如果进行睾丸活组织检查，能看到生精细胞发育不良。

多普勒超声检查：可确定睾丸的血流以及测定睾丸的体积。

精索内静脉造影：用血管内介入改良技术法经股静脉插管至精索内静脉，注入造影剂，观察造影剂逆流的程度。

静脉肾盂造影：对继发性精索静脉曲张应注意检查腹部，应做静脉肾盂造影排除肾脏肿瘤。

精索静脉曲张的治疗

轻度精索静脉曲张可以保守治疗，即通过休息、不穿紧身内裤、减少剧烈运动、适当使用活血药物等方法进行治疗。但对于有生育要求的患者，不论精索静脉曲张严重程度，宜及早手术治疗。最好的方法是行显微镜下精索静脉曲张低位结扎手术。显微镜下精索静脉曲张手术复发率低（0.8%～4.0%）、并发症少，主要优点在于能够结扎输精管静脉之外的所有引流静脉，保留动脉、淋巴、神经。还可选择腹腔镜下精索静脉曲张高位结扎术。腹腔镜手术具有效果可靠、损伤小、并发症少，可同时行双侧手术等优点，因此一般认为腹腔镜手术主要适用于双侧精索静脉高位结扎术、肥胖、有腹股沟手术瘢痕及开放手术复发的患者。精索静脉曲张不育症患者手术后精液改善率可达50%～80%，总的妊娠率可达25%～31%。

中医认为，精索静脉曲张是由于肝肾功能不足所致，脏腑辨证属肾，治疗时需根据临床表现、症状进行辨病和辨证治疗。

辨病确诊为精索静脉曲张，临床上需要辨证具体证型，比如湿热瘀滞证、血瘀证、肝肾阴虚，根据证型不同，中医方药也不一样。

如果是湿热下注或者湿热型，需要清热利湿；如果是血瘀型，需要活血化瘀；如果是肝肾不足，需要温补肝肾。

输精管梗阻引起的不育

精子由曲细精管通过附睾、输精管、精囊、射精管、尿道，随射精而排出。输精管不仅是精子的通路，而且具有使精子成熟并获得活力的功能。各种原因（如先天性畸形、炎症等）导致的输精管梗阻，都能阻止精子排出，从而造成不育。据报道，输精管梗阻在男性不育中约占7.4%，而在无精症中则可高达40%以上。

发生输精管梗阻的原因

①先天性因素

即在胎儿胚胎形成、发育过程中，先天性的输精管道缺如，这种情况通常与遗传有关。

②后天性因素

后天造成的输精管梗阻比较多见，它又分为三种情况。

输精管损伤：输精管损伤所造成的梗阻，主要是医源性损伤，包括精索静脉曲张手术、疝修补手术、隐睾固定术、睾丸鞘膜积液翻转手术等。另外，前列腺肿瘤手术、膀胱肿瘤手术，有时需结扎双侧输精管并同时切除精囊，可造成输精管中断。另外，如外伤、骑跨伤或泌尿生殖系统的手术，也会对输精管有一定的损伤。

输精管感染：常见的感染因素为结核、淋病及血丝虫病，当结核杆菌侵及输精管壁时，可造成其阻塞而不通。当感染侵及前列腺、精囊时，可引起前列腺及精囊的局部充血、水肿、纤维化，造成射精管阻塞而导致不育。

输精管肿瘤：输精管肿瘤多为良性，包括精索内肿瘤、附睾肿瘤、精囊囊肿及肿瘤，单侧发生时引起生育力降低，双侧时常引起不育。

输精管梗阻的症状

输精管阻塞可以造成阻塞性无精子症，临床上也称为假性无精子症，其临床表现及特点为：

- 精液中无精子或精子数量少。
- 睾丸形态正常或轻度缩小，质地基本正常。
- 附睾或输精管触诊异常。
- 血FSH水平基本正常或轻度增高。

输精管梗阻的诊断

①询问病史

包括不育史、性高潮减弱或不完全感、射精疼痛或无力、生殖系统感染、手术及损伤病史。

②体格检查

如输精管或附睾结节、增粗、串珠样改变或缺如。

③实验室检查

包括精液常规及精浆生化检查、输精管道造影及手术探查、输精管道造影、阴囊内手术探查等。

输精管梗阻的治疗

输精管梗阻以手术治疗为主，手术的目的是恢复输精管的通畅及生育能力。

输精管、附睾吻合术：适用于附睾的梗阻、先天性附睾与输精管不连接及睾丸管与附睾管不融合。

输精管吻合术：适用于输精管一段发育不全或狭窄、医源性损伤及输精管绝育术后需再通者。

人工精池术：适用于输精管、精囊的先天性缺如，输精管发育不良，管腔闭索或较长段输精管狭窄。包括阴囊内精液池成形术和精液池装置植入术两种方式。

其他治疗包括改善生精功能、提高精液质量、抑制机体产生抗精子抗体等措施。

PART 4

辅助生殖

▶ 辅助生殖技术

辅助生殖技术简称助孕技术，指代替人类自然生殖过程某一环节或全部环节的技术手段。

辅助生殖技术分为两大类：一是人工授精，根据精子的来源又分为夫精人工授精和供精人工授精；二是体外受精—胚胎移植（即试管婴儿）及其衍生技术。

人工授精

人工授精是指将男性精液用人工方法注入女性子宫颈或宫腔内，以协助受孕的方法，主要用于男性不育症。人工授精有夫精人工授精、供精人工授精两种。男方性器官异常，如阴茎短小、尿道下裂、阳痿、早泄，或女方子宫颈狭窄、不明原因不孕等，可采用夫精人工授精。

哪些人适合做人工授精

①男性因素

轻度或中度的少精、弱精、畸精；精液不液化或液化不良；严重尿道下裂、逆行射精、阳痿、早泄、顽固不射精；感染、创伤等造成的自身免疫性不育。

②女性因素

由于子宫颈炎，宫颈息肉，宫颈肌瘤，宫颈锥切、电熨等造成宫颈黏液异常，阻碍了精子穿透；输卵管通畅的轻度或中度子宫内膜异位症患者，在腹腔镜手术或药物治疗后不能妊娠，诱导排卵的人工授精可提高受孕率。

③其他因素

包括免疫因素不育及原因不明不育，需具体情况具体分析。

哪些人不适合做人工授精

● 输卵管双侧梗阻或切除者。

- 男女一方患有生殖泌尿系统急性感染或性传播疾病。

- 一方患有严重的遗传、躯体疾病或精神心理疾病。

- 一方接触致畸量的射线、毒物、药品并处于作用期。

- 一方有吸毒等严重不良嗜好。

怎样进行人工授精

直接阴道内授精：直接阴道内授精指直接将液化后的精液或精子悬液置于女方阴道穹隆部。

宫颈内人工授精：宫颈周围或宫颈管内人工授精。将0.5毫升~1.0毫升处理后的精液慢慢注入宫颈管内，其余精液放在阴道前穹隆。主要用于宫腔内人工授精困难者。

宫腔内人工授精：宫腔内人工授精是人工授精中成功率较高且较常使用的方法。需先洗涤、优化精子，然后将0.5毫升~2毫升精液用导管通过宫颈插入宫腔，注入。术后应保持仰卧位10~15分钟。

授精前的准备

①相关证件准备

做人工授精，必须有两证——结婚证、夫妻身份证。

②女方的准备

体格检查：对接受人工授精的女性首先要做详细的妇科检查，并检查内外生殖器是否正常，双侧输卵管是否通畅，还要进行血液生化检查，以排除传染病及性病。若这些都正常，才具备接受人工授精的条件。然后要推算排卵日，以选择最佳的授精时间。

确定排卵：常用的推算排卵日的方法包含测定基础体温、宫颈黏液（一般在排卵前4～5天呈现），或接近排卵日持续测定尿黄体生成素的峰值，或持续阴道超声波检查。

③男方的准备

体格检查：对供精者必须做全面检查，包括血液生化检查，排除其他传染病，还应对其外貌及智力有所了解。

精液来源：丈夫精液中精子数量少，活力低或者畸形率高，应取精优化处理后一次注入妻子的生殖道。对于"逆行射精"的患者，用特殊的方法收集精液，给妻子做人工授精，也有生育可能。

④精液准备

精液收集：人工授精应在女方排卵期前后24小时内进行。丈夫应先排除生殖道感染，禁欲3～7天，到预约的医院经手淫或电动按摩取出精液。

精液处理：目前临床上常用的精液处理方法有洗涤上游、非连续密度梯度离心和密度梯度离心等方法。精液处理的目的是：达到符合要求的精子密度；减少或去除精浆内的前列腺素、免疫活性细胞、抗精子抗体、致病菌等；促进精子获能，改善精子的授精能力。

体外授精（试管婴儿技术）

体外授精全称体外授精联合胚胎移植技术，又被称为试管婴儿技术，是指将卵子与精子分别取出后，放在培养皿内使其授精，再将受精卵移植回母体子宫内发育成胎儿。试管婴儿是用人工方法让卵子和精子在体外授精并进行早期胚胎发育，然后移植到母体子宫内发育而诞生的婴儿。

哪些人适合试管婴儿技术

①女方

患有严重的输卵管疾病，如盆腔炎导致的输卵管堵塞、积水，或输卵管结核而子宫内膜正常，或异位妊娠术后输卵管堵塞；子宫内膜异位症患者；黄素化未破裂卵泡综合征患者。

②男方

少精子症、弱精子症、畸精子症等疾病患者。

③夫妻双方

患有免疫性不孕症，如男方精液或女方宫颈黏液内存在抗精子抗体；患有原因不明性不孕症；其他原因的不孕治疗无效者；有遗传性疾病需要做移植前诊断者。

④体外授精需具备的条件

女方健康，卵巢功能正常，能产生卵子，子宫正常，能接收胚胎植入。男方有正常精子。

夫妻双方应充分了解试管婴儿的操作方法及成功率（30%～40%）。

选择试管婴儿技术需要做哪些准备

①法律证件

选择试管婴儿技术的患者必须有结婚证、夫妻身份证。

②体格检查

输卵管通畅性检查的报告：子宫输卵管碘油造影的X光片、B

超下通液的报告、腹腔镜检查、开腹手术的医院证明均可。

近半年来丈夫的精液常规实验室检查报告。

其他检查报告：包括夫妻双方乙型肝炎表面抗原抗体检查报告，e抗原抗体和核心抗体检查报告，丙肝抗体检查报告，肝功能检查报告，血型化验报告，女方血沉、血清、艾滋病病毒抗体报告。

③促排卵

促卵泡发育药物应用10天左右，卵泡发育成熟，这时经B超引导下经阴道穹隆穿刺可取出卵子，在体外授精。培养3天后，受精卵发育成胚胎，将其放入宫腔，移植后卧床休息半小时。整个过程痛苦很小，一般不用住院。

试管婴儿技术操作步骤

①控制性超促排卵

由于自然月经周期的长短因人而异，同一患者不同周期也存在差异，所以不易安排取卵时间。而且自然周期中只有一个优势卵泡发育，受精后只能形成一个胚胎，而移植一个胚胎的妊娠率很低。所以需要采用控制性超促排卵来增强与改善卵巢功能，以达到不受自然周期的限制，获得多个健康卵子的目的，提供多个胚胎移植，并尽可能使黄体发育与子宫内膜功能同步。患者的年龄及药物的使用剂量不同，所获得的卵子数量也不一样。

②监测卵泡

为了评价卵巢刺激效果并决定取卵的时间，要利用阴道B超来监测卵泡大小，并配合抽血检查激素的数值，以便调整用药量。当2～3个以上的卵泡直径大于1.8厘米，且1.4厘米以上的卵泡数与雌激素的数值相当，便可注射人绒毛膜促性腺激素（HCG），促使卵泡成熟。一般在注射后34～36小时取卵。

③取卵

最常用的取卵方式是在静脉麻醉下，经阴道B超引导，将取卵针穿过阴道穹窿，直达卵巢吸取卵子，并立即在显微镜下将卵子移到含胚胎培养液的培养皿中，放在37℃的培养箱中培养。

④取精

精子取出的时间与取卵的日子为同一天。取精前洗净双手，用自慰法留取精液。医院给的小杯是无菌的，留取时不要触摸杯缘及杯内，取出的精液要进行医学处理。

⑤体外授精

取卵后4～5小时将处理后的精子与卵子放在同一个培养皿

中，共同培养18小时后可在显微镜下观察受精情况。若精子质量太差而无法自然授精，可采用显微注射法强迫授精。

⑥胚胎移植

受精卵在体外培养48～72小时可发育到8～16细胞期胚胎，此时依据患者的年龄，曾经怀孕与否及胚胎的质量，决定移植胚胎的数目。多余的胚胎可冷冻保存。胚胎移植一般不用麻醉。目前多在授精后2～3天移植胚胎。推迟胚胎移植的时间越久，对体外培养的条件要求就越高，但推迟移植时间更符合妊娠生理，同时也能通过自然筛选淘汰劣质胚胎，提高妊娠率，降低多胎率。

⑦胚胎移植后补充激素

目前临床应用较多的是口服及阴道塞药来补充黄体功能，支持黄体。

⑧妊娠试验

胚胎移植后14天，可通过验尿或抽血确定是否妊娠。

移植成功后，不要松懈！好好保胎，不要擅自断药，一切的用药方案要听医生的！

温馨
提示

为什么移植后一定要用保胎药?

　　我们先了解一下什么是黄体功能不全。黄体功能不全是指卵巢排卵后形成的黄体,因内分泌功能不足,以致孕激素分泌不足,使子宫内膜分泌转化不足,出现排卵性功血,且不利于受精卵的着床,可导致不孕或习惯性流产。

　　大部分做试管婴儿的患者都存在一定程度的黄体功能不全,主要有以下3个原因。

　　1.在正常的月经周期中通常只有一个卵泡发育,而在试管周期中,由于多个卵泡同步发育,较高的雌激素水平可能导致黄体期缩短。

　　2.做试管婴儿的患者大部分都进行了控制性超促排卵,由于应用了促性腺激素释放激素激动剂进行降调节,停药后垂体分泌促性腺激素的能力不能迅速恢复,导致早孕期黄体功能不全。

　　3.在取卵的过程中抽吸卵泡可能导致部分颗粒细胞丢失,也会影响黄体功能。

　　因此,对于做试管婴儿的患者,因为自身黄体功能不全,在进行胚胎移植后,通常需要黄体支持,即保胎。所以大家口中的保胎药非但不能省,还要坚持按时用!